专家与您面对面

肥胖症

主编 / 吕晓红

U0273434

中国医药科技出版社

图书在版编目（CIP）数据

肥胖症 / 吕晓红主编 . -- 北京：中国医药科技出版社，2016.1
（专家与您面对面）
ISBN 978-7-5067-7642-4

Ⅰ.①肥…　Ⅱ.①吕…　Ⅲ.①肥胖病 - 防治　Ⅳ.① R589.2

中国版本图书馆 CIP 数据核字 (2015) 第 144564 号

专家与您面对面——肥胖症

美术编辑　陈君杞
版式设计　大隐设计

出版　中国医药科技出版社
地址　北京市海淀区文慧园北路甲 22 号
邮编　100082
电话　发行：010-62227427　邮购：010-62236938
网址　www.cmstp.com
规格　880×1230mm $\frac{1}{32}$
印张　5
字数　78 千字
版次　2016 年 1 月第 1 版
印次　2016 年 1 月第 1 次印刷
印刷　北京九天众诚印刷有限公司
经销　全国各地新华书店
书号　ISBN 978-7-5067-7642-4
定价　19.80 元
本社图书如存在印装质量问题请与本社联系调换

内容提要

肥胖症怎么防？怎么治？本书从"未病先防，既病防变"的理念出发，分别从基础知识、发病信号、鉴别诊断、综合治疗、康复调养和预防保健六个方面进行介绍，告诉您关于肥胖症您需要知道的有多少，您能做的有哪些。

阅读本书，让您在全面了解肥胖症的基础上，能正确应对肥胖症的"防"与"治"。本书适合肥胖症患者及家属阅读参考，凡患者或家属可能存在的疑问，都能找到解答，带着问题找答案，犹如专家与您面对面。

专家与您面对面

丛书编委会（按姓氏笔画排序）

前言

　　"健康是福"已经是人尽皆知的道理。有了健康，才有事业，才有未来，才有幸福；失去健康，就失去一切。那么什么是健康？健康包含三个方面的内容，身体好，没有疾病，即生理健康；心理平衡，始终保持良好的心理状态，即心理健康；个人和社会相协调，即社会适应能力强。健康不应以治病为本，因为治病花钱受罪，事倍功半，是下策。健康应以养生预防为本，省钱省力，事半功倍，乃是上策。

　　然而，污染的空气、恶化的水源、生活的压力等等，来自现实社会对健康的威胁却越来越令人担忧。没病之前，不知道如何保养，一旦患病，又不知道如何就医。基于这种现状，我们从"未病先防，既病防变"的理念出发，邀请众多医学专家编写了这套丛书。丛书本着一切为了健康的目标，遵循科学性、权威性、实用性、普及性的原则，简明扼要地介绍了100种疾病。旨在提高全民族的健康与身体素质，消除医学知识的不对等，把健康知识送到每一个家庭，帮助大家实现身心健康的理想。本套丛书的章节结构如下。

　　第一章 疾病扫盲——若想健康身体好，基础知识须知道；

　　第二章 发病信号——疾病总会露马脚，练就慧眼早明了；

　　第三章 诊断须知——确诊病症下对药，必要检查不可少；

第四章 治疗疾病——合理用药很重要，综合治疗效果好；

第五章 康复调养——三分治疗七分养，自我保健恢复早；

第六章 预防保健——运动饮食习惯好，远离疾病活到老。

按照以上结构，作者根据在临床工作中的实践体会，和就诊时患者经常提出的一些问题，对 100 种常见疾病做了系统的介绍，内容丰富，深入浅出，通俗易懂。通过阅读，能使读者在自己的努力下，进行自我保健，以增强体质，减少疾病；一旦患病，以利尽早发现，及时治疗，早日康复，将疾病带来的损害降至最低限度。一书在手，犹如请了一位与您面对面交谈的专家，可以随时为您答疑解惑。丛书不仅适合患者阅读，也适用于健康人群预防保健参考所需。限于水平与时间，不足之处在所难免，望广大读者批评、指正。

编者

2015 年 10 月

目录

第3章　诊断须知

——确诊病症下对药，必要检查不可少

第4章　治疗疾病

——合理用药很重要，综合治疗效果好

第5章　康复调养

——三分治疗七分养，自我保健恢复早

第6章 预防保健
—— 运动饮食习惯好，远离疾病活到老

第 1 章

疾病扫盲

若想健康身体好，基础知识须知道

🧑‍⚕️ 什么是肥胖症

肥胖症公认的定义是体内蓄积的脂肪量超过正常体重20%以上，而不是指实际体重超过正常体重20%以上。临床上也可以通过肉眼观察结合后一种定义来判断肥胖者。但后述肥胖定义对于某些特别的个体如健美和举重运动员是不适用的。肥胖可由许多疾病引起，故肥胖症并非一种病症，而是一种症候。根据病因肥胖症可分为单纯性与继发性两类。

单纯性肥胖是指：只有肥胖而无任何器质性疾病的肥胖症。人体组织中有两种脂肪组织，即棕色脂肪组织和白色脂肪组织，前者与后者不同之处在于前者在全身均有分布、血管较丰富、细胞中线粒体较多、受交感神经支配且含有解耦联蛋白。

单纯性肥胖的分类有多种。按肥胖的程度可分轻、中、重3级或Ⅰ、Ⅱ、Ⅲ等级；按脂肪的分布可分为全身性（均匀性）肥胖、向心性肥胖、上身或下身肥胖、腹型或臀型肥胖等。这种分类对某些疾病的诊断和肥胖预后的判断有帮助，如库欣综合征常为向心性肥胖，腹型肥胖者比均匀性肥胖者预后差，常引发许多疾病。

此外，还有增殖性肥胖和肥大性肥胖之分。增殖性肥胖是指脂肪细胞数目增加，特点是肥胖多从儿童期开始，青春发育期肥胖进一步加重，终身都肥胖，脂肪堆积在身体周围，故又称周围型肥胖，到成年可同时有肥大型肥胖。肥大性肥胖只有脂肪细胞蓄积脂肪量增多，但脂肪细胞数目不增加，其特点为肥胖多从中年时期开始，脂肪堆积在身体中央（即躯干部位），故又称中央型肥胖，其带来的不良后果比增殖性肥胖更为严重。

遗传因素对肥胖症发生的影响有多大

绝大多数情况下，遗传因素和环境因素共同作用促成了肥胖症的发生。目前普遍认为，肥胖症如同高血压、2 型糖尿病一样，属于多基因遗传性疾病。遗传基因是引起肥胖症的重要原因。遗传因素对肥胖症的影响使某些人群更易于发生肥胖，并且在不同程度上表现出对各种干预措施的抵抗。

"节俭型基因"会导致肥胖症吗

现代人类在体内积聚脂肪的能力高于体内消耗脂肪的能力，这是人类进化过程中自然选择的结果。在漫长的进化过程中，处于洪荒时代的人类祖先只有能较强地抵御饥荒者才有可能世代延续下来。能抵御饥荒者意味着其基因的变异类型独特，在难得的饱餐中能更有效地将食物中的能量转化为脂肪。

发挥这种作用的特殊基因称为"节俭型基因"。那些具有"节俭型基因"的人类祖先繁衍的后代，即现代人类，在可随时获得丰富食物的当今社会，很容易因过量进食所致的能量代谢正平衡的积累，而引起肥胖症。

能量代谢正平衡是肥胖的直接原因

能量代谢平衡是指能量摄入与消耗之间的平衡关系。人体的各种活动都需要消耗能量，维持生命的基本活动如呼吸、心跳以及体温等需要耗能，从事各种活动如说话、走路、工作等也耗能。那么，人体所消耗的能量如何补充呢？通常情况下，食物是人体能量的唯一来源。人每天摄入的食物提供的能量必须满足人体的消耗，如果摄入的能量长期低于消耗的能量，能量代谢处于负平衡，就会动员脂肪组织分解，产生能量以满足需求，这样就会导致人体消瘦。反之，如果能量摄入过多，能量代谢处于正平衡，超出部分的能量就会转化为脂肪，在脂肪细胞中以三酰甘油（甘油三酯）的形式储存起来。

人体储存脂肪的部位称为脂肪库，脂肪库分布在皮下组织、内脏周围以及腹腔内的大网膜上。

哪些膳食因素与肥胖症有关

（1）食欲。人类的食欲是防止体重降低的精巧机构，是人类生存的强大动力。食欲除了由能量代谢动态平衡进行调节外，也受社交、生活方式、饮食习惯、情绪等因素的影响。食欲与能量需求间长期的轻微差别就可导致体重的增加或降低。比如：两者差别导致 1% 的能量正平衡时，一年就可积累 41840kJ 的热量，使体重增加 1 ~ 2kg。

（2）高脂饮食。流行病学研究表明，高脂饮食易导致肥胖。膳食中脂肪的含量及比例与体重呈正相关。高脂食物的能量密度高，是相同重量糖类的 2 倍多，而且味道更为诱人。所以，容易导致摄入量超过能量平衡需要。

（3）进食总量。在食物种类不变的情况下，进食量越多，摄入的热量就越多，摄入的总热量超过消耗的总热量则会导致脂肪积聚。

哪些进食习惯与肥胖症有关

（1）进食速度。人在进餐过程中，随着食物不断摄入，下丘脑的饱食中枢兴奋而产生饱感，饱感使人停止进食。如果进食速度过快，即使已经摄入了足够量的食物，下丘脑的饱食中枢却来不及发出饱食信号，结果进食过多而容易造成肥胖。生活中，我们也经常看到，许多肥胖者进食速度都比较快。

（2）进食次数。进食次数与肥胖症的确切关系尚不明确，但进食次数能影响糖、脂代谢。正常体重者少量多餐时血胆固醇水平及平均血糖水平较相同总能量但少餐时为低。

（3）纵食症。纵食症是一种发作性心因性疾患，表现为不能自制地放纵进食，每周至少有两次，常见于夜间。纵食症者常有肥胖。

（4）夜食综合征。夜食综合征是指夜餐至次晨之间能量摄入占总摄入量的 25% 以上，常可达 50%，多见于明显肥胖者，可能与睡眠障碍有关。

（5）节食。节食时有意识地控制食物摄入量。但节食依靠的是自制力，明显节食者一旦其自制力因某些原因而降低或丧失时，膳食失控或过食的风险就较大。

体力活动减少是现代社会人群肥胖的重要原因

　　缺乏体力活动，则能量消耗减少，体重增加。从能量平衡的角度来看，由于能量消耗减少而使多余的能量转变为脂肪储存起来是导致肥胖的一个重要原因。可以说，体力活动减少造成的能量消耗减少是形成肥胖的关键所在。现代社会，科技的进步使人们在工作和生活中越来越多地使用节省体力的设备。电视和电脑的普及使现代人长时间久坐；交通的便利和发达，使人们外出越来越多地以车代步；家务劳动由洗衣机、洗碗机代劳。人们在享受高科技带来的便利的同时，也不自觉地接受了现代生活的副产品——肥胖。生活方式的这种变化致使现代社会肥胖症患病率不断增加。对现代人而言，每天坚持进行一定量的运动是抵御肥胖的良方。

哪些内分泌疾病与肥胖症有关

　　人们常把肥胖和"内分泌紊乱"联系在一起，那么哪些内分泌疾病可引起肥胖症呢？

　　（1）下丘脑性肥胖。下丘脑是人体能量平衡调节网络的中枢。

下丘脑中有控制进食的饱食中枢和摄食中枢。如果下丘脑的创伤、肿瘤炎症以及手术等破坏饱食中枢，则不能及时发出饱感信号，且摄食中枢相对兴奋，患者多食、善饥而使食量明显增加而导致肥胖。下丘脑病变除有肥胖外，还可以表现为：颅内压增高症状，如头痛、呕吐和视力减退；内分泌功能异常，如闭经、阳痿、尿崩症、甲状腺及肾上腺皮质功能不全；精神神经功能异常，如抽搐、昏迷、嗜睡、高热等。

（2）皮质醇增多症。该病是由于肾上腺皮质分泌过多糖皮质激素所致。临床表现为肥胖、骨质疏松、高血压等。该类肥胖者的脂肪分布呈向心性，累积于面部（满月脸）、颈部（水牛背）和腹部，而四肢相对瘦削。

（3）甲状腺功能减退。由下丘脑、垂体或甲状腺本身病变造成的甲状腺激素分泌减少所引起。患者新陈代谢速率明显降低，常伴有体重增加，原因为，黏液性水肿和体脂增加。脂肪积聚区主要分布在肩背部、下腹部和臀髋部等处。患者还表现有：皮肤苍白、粗糙，面部表情呆板、嗜睡，头发、眉毛脱落，乏力，怕冷等，血液中甲状腺激素水平低下。

（4）多囊卵巢综合征。本病由下丘脑－垂体功能失常导致卵巢合成激素功能异常所引起，部分患者还存在肾上腺功能异常和高胰岛素血症，在育龄妇女中较常见。患者表现为月经失调、多毛、痤疮，约半数以上合并肥胖。B超检查可发现双侧卵巢增大。

（5）生长激素缺乏。生长激素缺乏的成年人在肌肉组织减少的同时可有脂肪组织的增加，应用生长激素替代治疗可减少躯体和内脏的脂肪含量。相反，肢端肥大症患者体内脂肪含量，尤其是内脏脂肪含量常减少。肢端肥大症患者治疗后，生长激素水平下降，同时躯体和内脏脂肪含量增加。随着年龄的增长，生长激素水平下降，这可能是内脏脂肪含量随年龄增长而增加的原因之一。

（6）胰岛素性肥胖。在糖尿病的早期以及患有胰岛B细胞瘤时都会发生明显的肥胖。胰岛B细胞瘤能分泌过量的胰岛素，引起低血糖反应，产生饥饿、出冷汗、焦虑、紧张、心动过速等表现，患者为了预防发病常常多食。同时，胰岛素可以促进脂肪合成，抑制脂肪分解，这些都会引起肥胖。

胰岛素抵抗与肥胖症的关系

胰岛素抵抗是指胰岛素作用的靶器官及组织如肝脏、肌肉和脂肪组织对胰岛素的作用变得不再敏感。此时机体需要产生比平常量多的胰岛素，才能保证这些靶器官完成机体所需的糖类、蛋白质、

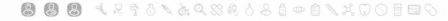

脂肪代谢功能，结果出现代偿性高胰岛素血症。

肥胖症常与2型糖尿病、高血压、血脂异常同时存在，医学上称之为代谢综合征。大量研究发现，胰岛素抵抗和高胰岛素血症与2型糖尿病、血脂异常、高血压、高尿酸血症、动脉粥样硬化和冠心病等均有不同程度的联系。

目前，大多数学者认为，肥胖可导致胰岛素抵抗和高胰岛素血症。肥胖者存在明显的胰岛素抵抗，其标志为代偿性的高胰岛素血症，而体重减轻后，胰岛素敏感性可以改善。众多的研究表明，腹型肥胖者内脏脂肪堆积与胰岛素抵抗关系更为密切。

人体不同部位的脂肪分解速度不一，以周围皮下脂肪最慢，腹部皮下脂肪次之，腹内脂肪最快。腹型肥胖形成后，脂肪细胞内的三酰甘油水解产生大量游离脂肪酸和甘油，从多方面影响机体物质代谢，是构成2型糖尿病的风险因素。高水平的胰岛素会增加食欲，加重血脂代谢紊乱，使葡萄糖转化为脂肪，促使肥胖的发展。

神经精神因素怎样影响肥胖

神经精神因素通过调节食欲而对肥胖产生影响。进食行为不仅受下丘脑饱食中枢和摄食中枢的影响，还受到整个大脑广泛的兴奋和抑制神经元的控制。当人们在工作、生活和学习中精神处于高度紧张时，交感神经产生兴奋，食欲会受到抑制。相反，心情愉悦、生活舒适、没有压力的情况下，迷走神经的兴奋性升高，食欲则会明显增加。然而，有些人在情绪焦虑时，也会食量大增。如何解释这种行为呢？心理学家认为主要与他们在婴幼儿时期的经验有关。他们的父母由于缺乏育儿经验，看到他们啼哭就认为是饥饿，于是就喂东西给婴儿吃，而实际上也许是寒冷、尿床、身体不适等其他情况，结果使婴儿无法知道饥饿和难过的区别。也有些心理学家指出，人在焦虑时进食，可以缓解这种不良情绪，通过咀嚼食物，使人的脸部肌肉紧张度减低，从而间接释放紧张情绪。所以，精神创伤和心理失衡导致的盲目进食也是引起肥胖的重要原因。

所以说，心境平和与情绪焦虑都有可能造成过度进食而引起肥胖，肥胖者对进食一定要有自控能力。我们生活的是一个充满了竞争、发展迅速的社会，我们的心理、情绪会不断受到外界的影响而波动，重要的是通过正确的方式来解决这些问题，千万不能采取暴饮暴食来宣泄情绪。

🧑 促使体重增加的药物

有些药物可促使体重增加，主要有精神病治疗药及激素。包括：精神病治疗药：吩噻嗪类、丁酰苯类；抗抑郁药：三环类；抗癫痫药：丙戊酸钠、卡马西平；甾体激素：糖皮质激素、孕酮类避孕药；肾上腺素能受体阻滞剂：α_1 及 β_2 受体阻滞剂；5-羟色胺拮抗剂：赛庚啶；糖尿病治疗药：胰岛素、磺脲类、噻唑烷二酮类。

精神病患者在治疗过程中常见体重增加或肥胖。吩噻嗪类、三环类抗抑郁药、锂制剂均可致体重增加。应用丙戊酸钠治疗癫痫时，半数以上患者有体重增加。5-羟色胺拮抗剂赛庚啶可致体重增加，有时利用该作用治疗消耗状态。糖皮质激素引起中心性体脂积聚，此多见于每日糖皮质激素用量相当于泼尼松 10mg 以上的患者。醋酸甲地孕酮及孕酮类避孕药亦可致体重增加，其增加的主要是脂肪组织。胰岛素促进脂肪合成并抑制脂肪分解，尚可因用量不当致低血糖而兴奋食欲。磺脲类降糖药可兴奋胰岛 B 细胞致内源性胰岛素释放。长时间大样本的英国糖尿病前瞻性研究发现应用氯磺苯脲、格列本脲及胰岛素治疗组中 6 年观察期内患者体重增加 3.5 ~ 4.8kg，而应用二甲双胍的治疗组患者体重无改变；胰岛素治疗组中应用强化胰岛素治疗方案的患者平均体重增加 5.1kg，而接受传统治疗方案者仅增加 2.4kg。开始应用上述药物时，应向患者提出监测体重及控制体重的建议。使用上述药物的过程中，如果患者体重增加，要重新审查是否需要继续应用这些药物，必要时可改用其他药物。

妇女产后易发生肥胖

产后肥胖在医学上称为生育性肥胖。其原因部分是由于妊娠引起的内分泌改变，使身体的脂肪代谢失去平衡。然而，其主要原因是由于妊娠及产后过于讲究营养，热量摄入大大超标而活动量又太少。研究发现，妇女怀孕后，脑垂体出现生理性增大，分泌的激素量增多，身体新陈代谢旺盛，食欲也明显增加，这是有利于胎儿生长发育的正常生理反应。此外，孕妇主观上特别注意营养，有意识多吃，使胎儿健康发育，结果她们自身也随之明显发胖。分娩以后，就是中国人非常讲究的"坐月子"阶段，为了恢复元气和使奶水充足，产妇大补特补，摄入热量过多。同时，"坐月子"期间多数在床上度过，很少活动。结果，一个"月子"坐下来，摄入的热量远远超过消耗的热量，多余的热量便转化为脂肪储存起来。此外，还有一些妇女生育后为了保持身材而不愿意哺乳。实际上，哺乳可排出大量蛋白质和脂肪，促使形体恢复，也可有效地预防生育后发胖。可

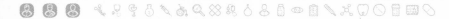

见，妊娠和哺乳期妇女应调整好饮食结构，注重体重的变化，既要满足胎儿或婴儿生长发育的需要和自身的需要，又要避免营养过剩，同时增加产后运动，坚持母乳喂养，从而有效地防止肥胖。

造成肥胖儿童不断增加的原因

生活方式的改变是造成肥胖儿童不断增加的重要原因。

（1）不良的饮食习惯。随着生活条件的改善和西方饮食文化在中国的广泛传播，我们的餐桌上出现了越来越多的高糖、高脂、高热量食物，含糖量很高的各种饮料取代了白开水，甜食和油炸食品更是受到孩子们的欢迎。超市里琳琅满目的儿童食品使他们在正餐之外还要摄入各种零食，而这些食品往往是高热量和低营养的。而家长的心理则是不能让作为家庭中心的独生子女在物质上有所匮缺。对于孩子想吃什么，常常是不加选择地给予满足。岂不知，其结果是，这些不健康的食物变成孩子身上的脂肪，危害他们的健康。

（2）缺乏运动。现在，孩子们把越来越多的时间放在看电视、玩电子游戏和上网上，这种静坐的娱乐方式代替了其他耗费体力的活动，如跳绳、踢球、爬山等。而且，许多孩子往往是一边坐在电视、电脑前，一边吃一些高热量食物，如花生、巧克力、薯片等。体育活动被看电视和用电脑取代，是导致今天儿童肥胖增多的重要原因之一。此外，孩子们的学习负担增大，课余的大部分时间用在做作业和上各种补习班上，这也是造成缺乏运动的重要原因。

（3）精神压力过大。现代社会充满竞争，家长对孩子都怀有很高的期望，造成了孩子们的心理负担和精神压力增大。

肥胖症对儿童的骨骼发育的影响

儿童的骨、软骨关节处于成长发育时期，非常脆弱。超重对儿童的骨骼系统是一种沉重的负担，对于肥胖的儿童来说，他们几乎是以儿童的骨骼承担着成人的重量。

尽管肥胖儿童的骨骼发育有所提前，但面对过重的身体重量，仍然是难以承受的。过重的重量引起髋关节疼痛、扁平足、膝盖骨疼痛、弓形腿畸形、脊椎前移甚至股骨头脱位，后者可引起疼痛、活动受限、甚至骨坏死。上述情况都会限制肥胖儿童的活动，而活动减少则会进一步加重肥胖。

骨骼长期处于负担过重的状态，不仅使他们在儿童时期就易于出现各种骨骼疾病，而且在他们成年之后，发生骨关节炎和骨折的机会也大大增加。因此，从近期和远期两方面来说，肥胖症对骨骼

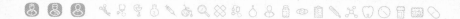

发育的影响都不容忽视。

女性肥胖的脂肪分布特征

　　年轻女性肥胖以皮下脂肪分布为主。一般认为，男性肥胖主要为腹部脂肪沉积，而女性肥胖则主要为臀部脂肪沉积。女性青春期开始至性成熟期，臀部脂肪逐渐沉积，形成女性特有的体态特征。以后，随着年龄的增大，皮下脂肪逐渐向腹部转移，绝经期后，脂肪主要分布在腹部，表现为腹型肥胖。进入中年以后，女性腰围逐渐增粗，而臀围相对缩小。

第 2 章

发病信号

疾病总会露马脚，练就慧眼早明了

🧑 肥胖症本身的症状

肥胖症患者由于体内脂肪大量堆积，对机体造成机械性和代谢性的损害而出现各种症状。

（1）下腰痛和关节痛。这是肥胖者最多见的问题。主要是机械性损伤，进行性关节损害和症状加重引起疼痛，但也有代谢的原因。如双手的骨关节病多发于超重患者，痛风也多见于肥胖患者。按身体质量指数（BMI）或腰围指标，下肢痛和关节痛的发生率及程度都与肥胖程度明显相关。

（2）消化不良。超重者常见消化不良，这主要是腹部脂肪块造成的机械性影响。此外，也可能是由于发生裂孔疝的机会增多所致，而不是食管反流的作用。肥胖患者的幽门螺杆菌感染率和消化性溃疡发生率并不增高。

（3）尿失禁。妇女的尿失禁可能是机械性作用的结果，BMI>30kg/m^{2}的肥胖者往往表现为压迫性尿失禁。尿失禁是患者难以启齿的症状，老年人的发生率更高，给患者造成生活上的难堪和痛苦。

（4）气喘。气喘是肥胖症患者的常见症状和特有主诉。肥胖症患者气喘的原因包括：肥胖导致原有呼吸系统疾病加重，呼吸道感染，特别是手术后感染明显增多以及肥胖本身由于机械性和代谢性的因素所致；肥胖导致呼吸道机械性压迫，患者往往会感觉呼吸困难；此外，超重者需要吸入更多的氧气，排出更多的二氧化碳，就像负重行走一样。

（5）疲劳。疲劳是肥胖者的常见症状。移动臃肿的身体、打鼾导致睡眠质量差、睡眠呼吸暂停综合征引起的低氧血症等都会使肥胖症患者容易出现疲劳。体重超重加重了运动器官、骨、关节和肌肉的负担。同时，胸部的脂肪抑制了呼吸运动的完成，关节周围的大量脂肪又限制了关节的活动，超重和脂肪沉积还使心血管系统的负担加重。这些使肥胖症患者稍一活动即感疲乏无力，只有通过减少活动来适应机体的状态，而这又使得机体的能量消耗减少，肥胖加重，形成恶性循环。

（6）多汗。肥胖症患者皮下脂肪层肥厚，使体温不易以辐射和传导的方式散失出去。所以，只有靠出汗来降低体温，保持体温的恒定。

肥胖症的并发症

肥胖症造成的机械性和代谢性损害还可以表现为各种并发症。

（1）睡眠呼吸暂停综合征。该综合征与肥胖症的气喘有关，为颈部脂肪增多引起的气道机械性压迫以及腹型肥胖导致呼吸道机械性堵塞所致。因为胚胎发育过程中，腹部和颈部的脂肪起源于相同的组织，所以，腹型肥胖的人颈部脂肪也增多。睡眠呼吸暂停综合征发病隐匿，特征是睡眠中阵发性呼吸暂停，多由家人首先发现。可伴有打鼾、睡眠质量差、醒后不能恢复精神等症状。睡眠呼吸暂停综合征的情形类似于在胸部扎上弹性绷带。健康人胸部扎上弹性绷带夜间会出现动脉血氧分压降低，睡眠呼吸暂停综合征患者的症状更加严重，结果会导致低氧血症。如果出现低氧性心律失常，则可能会危及生命。

（2）下肢水肿。无心力衰竭、肾功能衰竭以及水钠潴留的肥胖症患者也会发生下肢水肿，利尿剂疗效不理想。其原因包括，血流迟缓和腹部以及腹股沟管脂肪压迫导致下肢静脉瘀血和回流不畅。

（3）蜂窝织炎。蜂窝织炎是高度肥胖症患者的严重并发症，因为损害淋巴系统，可能会造成恶性循环。抗生素对严重肥胖者的蜂窝织炎起效缓慢，这种并发症是严重肥胖症患者死亡的重要原因。

（4）麻醉和手术危险。肥胖症患者麻醉和手术的潜在危险增加，包括发生肺部感染、切口感染、切口裂开、疝、术后背部疼痛和血栓形成。

（5）静脉血栓。超重患者的静脉血栓增多，这反映了其体内代谢的变化，例如血液中凝血因子水平升高，溶栓因子水平降低。由于静脉瘀血和水肿的机械作用，血栓形成的危险性也大大增加。

儿童肥胖症的特征

　　儿童肥胖症可分为乳儿肥胖、幼儿肥胖、学童肥胖以及青春期肥胖。其中，脂肪组织发育最旺盛的乳儿期和青春期是儿童肥胖症的两个高发阶段。脂肪细胞的病理生理研究证实，初生儿的脂肪细胞数量很少，体积也很小，出生后一年脂肪细胞的数量和体积迅速增加，其高峰一般在9个月左右。2岁以后脂肪细胞的增殖速度逐渐减慢，7岁以后更为缓慢，一直到青春期左右脂肪细胞的数目基本上不再增加。所以说，乳儿期肥胖以脂肪细胞数量增多为主并伴有肥大，而青春期肥胖则以肥大为主伴有增殖。

儿童肥胖症的并发症

　　肥胖的儿童在成人后更易患糖尿病、冠心病等疾病。不仅如此，目前在儿童和青少年人群中，出现了越来越多的糖尿病患者，这已经引起了医务工作者越来越多的关注。他们认为，引起青少年糖尿病的最重要的因素就是肥胖。

肥胖儿童的心、肺承受的工作负担比那些正常儿童要重。日常生活中，我们也经常见到那些肥胖的儿童一活动则气喘吁吁、大汗淋漓，对运动强度的耐受能力明显下降。

肥胖儿童的血压容易升高。研究发现，高血压在肥胖儿童中的发病率是非肥胖儿童的9倍。而且，儿童的血压变化与肥胖程度有关，肥胖程度越高，血压也越高。血压相应升高以后，会加重心脏负担，引起心室肥厚。肥胖儿童经饮食调整、运动等方式减轻体重后，其血压也相应会有所下降。利用超声心动图观察肥胖儿童的心脏后发现，肥胖儿童的心室厚度明显增加，且增加的程度与肥胖程度、血压水平呈正相关。

肥胖症对儿童心血管系统更为严重的影响是冠心病。冠心病是发生于成人的疾病，但是其进展的过程有可能是从儿童时期开始的。前面已经提到，肥胖儿童存在脂代谢紊乱，包括血中甘油三酯（TG）、低密度蛋白质胆固醇（LDL-C）、总胆固醇（TC）水平升高，而高密度脂蛋白胆固醇（HDL-C）水平下降，这些脂代谢紊乱可以逐渐引起动脉粥样硬化，是冠心病发生的重要危险因素。另外，肥胖儿童存在的高血压和高胰岛素血症也会进一步促进冠状动脉粥样硬化的发生和发展。由此可见，儿童时期的肥胖可能是当今人们冠心病越来越多的原因之一，这也提醒我们，防治冠心病要从儿童抓起。

肥胖症对肺也有不利的影响。由于过多的脂肪堆积于胸壁和腹壁，使胸廓和膈肌的运动受到限制，胸廓呼吸运动减退，使肺的通气功能降低。在静息状态下，肥胖儿童的肺功能尚能维持机体的需要，而在运动时，由于对氧的需求增加，肺通气不能满足机体的需要，使肥胖儿童的有氧运动能力下降，不能耐受大运动量的活动。

肥胖儿童的咽部常存在腺样增殖，使上呼吸道狭窄而引起通气不良，这在睡眠时更加明显，容易导致睡眠过程中呼吸暂停。据统计，约70%的肥胖儿童存在睡眠呼吸暂停综合征。

在肥胖儿童和青少年中，哮喘的发病率远远超过那些体重正常的同龄人。众所周知，哮喘是儿童最常见的呼吸系统疾病之一，哮喘发作会给儿童的发育带来严重的影响。

因此，与肥胖的成人一样，肥胖症也会使儿童产生睡眠呼吸暂停综合征、糖尿病、高血脂、心血管疾病、呼吸系统疾病等严重危害健康的问题，应给予高度重视，加强防范。

肥胖症与心血管疾病的关系

在严重肥胖症患者中，心血管疾病是主要疾病，也是死亡的主要原因。肥胖特别是中心性肥胖会导致缺血性心脏病、心律失常、猝死以及充血性心力衰竭的危险性增加。

肥胖除了通过血脂代谢异常和糖尿病等增加心血管疾病的危险外，其本身也可直接引起心脏损害。肥胖症患者有明显的心肌肥厚，这种肥厚是为了适应过度肥胖的一种代偿反应。心脏脂肪浸润是指心包膜外的脂肪进入心肌以及周围血管区域，有 3% 的肥胖症患者可以出现心脏脂肪浸润。有学者认为，心肌组织的脂肪浸润可能与心脏疾病的发病和死亡有关。肥胖使心脏负担加重，心脏长期的超负荷可引起心力衰竭。许多流行病学研究均显示出体重和冠心病之间有明显相关性。一些关于体脂分布与心血管疾病危险的研究还证实，中心性肥胖与心血管疾病的危险明显相关。鉴于肥胖与心血管疾病的密切关联，有专家建议，应该对肥胖进行积极的预防和治疗，以减少心血管疾病的发生。

肥胖症与高血压的关系

肥胖症引起高血压的机制目前尚不十分清楚。多数学者认为，胰岛素抵抗是肥胖症与高血压间的代谢联系。体重减轻既能降低血压，又能改善胰岛素抵抗，一些改善胰岛素抵抗的措施也能起到降

低血压的作用。运动治疗似乎只在高胰岛素血症的患者中才能起到

降低血压的作用。可见，肥胖特别是中心性肥胖是高血压的独立危

险因素。通过控制饮食和加强运动来减轻体重，可以使血压降低，

即使 10% 的体重下降也能起到改善血压的作用。

肥胖症与血脂异常的关系

身体质量指数（BMI）是我们常用的评价肥胖的指标。然而，采

用 BMI 评价肥胖有其局限性。就肥胖症与血脂异常的关系而言，体

脂分布对于肥胖危险性的评价有更重要的意义。腰围和腰臀比是评

价与肥胖相关的血脂异常的常用的经济、简便的方法。中心性肥胖，

也就是腰围、腰臀比较高的患者，其心血管疾病、血脂异常的可能

性较大。

血脂异常是指空腹血浆中甘油三酯、总胆固醇、低密度脂蛋白

胆固醇水平升高，而高密度脂蛋白胆固醇水平降低。这种血脂异常

与动脉粥样硬化关系密切。

腹型肥胖与糖尿病、心血管疾病的发生率和死亡率增高密切相

关。与之相关的血脂异常可能是心血管疾病发病和死亡增多的原因

之一。许多流行病学调查已证实，肥胖尤其是腹型肥胖与血脂异常

有密切关系。

　　一项对 2930 名个体的肥胖、2 型糖尿病、高血压、血脂异常等情况进行了研究。结果发现，对个体来说，多种代谢异常共存的情况多于单一代谢异常，而高胰岛素血症几乎存在于每一个体中。胰岛素敏感性的改变，可能是这些代谢异常的共同特征，是这些代谢异常的核心。由此可见，腹型肥胖可能是胰岛素抵抗的中心，也是这些代谢异常的中心。

肥胖症与脂肪肝的关系

　　肥胖症患者常常容易发生脂肪肝。这是因为肥胖症患者的脂肪溶解作用被加强，使得游离脂肪酸增多，从而使甘油三酯的合成增加，并且很容易在肝脏存积而形成脂肪肝。有研究表明，肥胖症患者尤其是严重肥胖症患者，脂肪肝是肝脏最常见的病理改变。在严重肥胖症患者中，脂肪肝的发生率可以高达 70% ~ 80%，其中男性的发病率高于女性。在对严重肥胖症患者以肝活检评价脂肪肝的患病风险研究中，脂肪肝的患病率在男性高达 91%。但令人惊奇的是，严重的肝脏组织学改变如肝脏纤维化和肝硬化在严重肥胖症患者中却很少见。因此，尽管肥胖的程度越严重，脂肪肝的发生率越高，但仍有学者认为，肥胖的严重程度似乎与脂肪肝的严重程度无直接相关性。肥胖症患者容易发生脂肪肝的机制可能也与胰岛素抵抗有关。一项针对 69 名进行胃成形术后的严重肥胖症患者研究，通过肝穿刺进行病理学研究，结果发现，随着术后肥胖程度的减轻，脂肪肝的病变程度都有不同程度的减轻。在较快的、大幅度的减重之后，脂肪肝的发生率和脂肪肝的严重程度都有所恢复，说明肥胖所引起的脂肪肝改变有其可逆性。这种改变可能与肥胖特征明显下降后葡萄糖及胰岛素代谢得以改善有关。

肥胖症与胆结石的关系

肥胖症会使胆结石的发生率增高，这种相对危险性随着体重的增加而增加。BMI>30kg/m^2 的妇女，胆结石发生的危险性增高 2 倍；BMI>45kg/m^2 的妇女，胆结石发生的危险性将增高 7 倍。由于研究的人群不同，结果显示的危险性也有所不同。在年轻人中，肥胖症带来的胆结石危险似乎更大。除了 BMI 以外，腹型肥胖的患者，随着腰围和腰臀比的增加，胆结石的危险性也明显增加。有趣的是，减肥会使胆结石的发病率进一步增加。不仅 BMI，体重减轻的速度也是胆结石发生的预测指标。低热卡饮食可能会使胆汁成分朝更容易

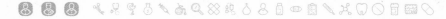

发生胆结石的方向发展。随着体重的减轻，胆汁中胆汁酸和磷脂的分泌可能会减少，胆盐可能会显著增加，胆囊的动力也可能会发生改变。这些因素综合在一起使体重减轻，也会促使胆结石的发病率增高。

肥胖症与糖尿病的关系

　　肥胖在 1 型糖尿病患者中非常少见，但在 2 型糖尿病患者中非常多见。2 型糖尿病患者中大约有 90% 是肥胖和超重的。

　　肥胖症与糖尿病密切相关的机制目前尚不十分清楚。一般认为，体内脂肪的增多会加重胰岛素抵抗，而胰岛素抵抗是 2 型糖尿病发生的关键因素。肥胖症患者血中胰岛素水平升高，这表明机体存在胰岛素抵抗，导致胰岛素代偿性分泌增多。中心性肥胖的患者更容易发生糖尿病，这是由于该类患者以内脏脂肪增多为主，游离脂肪酸水平更高，胰岛素抵抗更为严重。

　　总之，随着肥胖程度的加重，特别是中心性肥胖的存在，患者发生糖尿病的危险将大大增加。而在 2 型糖尿病的患者中，大部分患者都存在肥胖，减轻体重对于这部分患者有重要意义。

🧑‍⚕️ 肥胖症与肿瘤的关系

肥胖症与某些肿瘤有关。比较常见的有直肠癌、胰腺癌、乳腺癌、子宫内膜癌、前列腺癌等。

肥胖症患者患这些癌的机会增加，其机制可能与胰岛素有关。近年来认为，胰岛素和胰岛素样生长因子的代谢改变可能会增加癌症的机会。胰岛素可以调节能量代谢，增加胰岛素样生长因子的生物活性，刺激其合成。胰岛素和胰岛素样生长因子对能量和氨基酸等有促进合成作用，还可以通过抑制细胞凋亡、刺激细胞的增生而起到促进肿瘤生长的作用。肥胖症患者往往有高胰岛素血症，加上患者少动、多食等其他一些生活习惯，使这些患者长期处于高胰岛素血症的状态。

🧑‍⚕️ 肥胖症与性功能异常的关系

年龄、肥胖和泌尿系统症状与男性性功能障碍的关系最为密切。男性性功能障碍可能与男性患者的雄激素水平较低有关。也有研究发现，肥胖症患者较多伴有性功能障碍，但肥胖不伴有心血管疾病的男性发生性功能障碍的机会较少。肥胖症引起性功能障碍有可能是因为肥胖引起心血管损害所致。

女性肥胖症患者的性功能障碍与胰岛素抵抗有关。胰岛素抵抗是肥胖症患者的中心问题，胰岛素抵抗使血液中胰岛素水平升高。过高的胰岛素与卵巢中的受体结合，促进雄性激素的合成。高雄激素水平干扰了女性肥胖症患者的性功能。雄激素在脂肪细胞中转化为雌酮，刺激黄体生成素的释放，从而产生更多的雄激素。因此，高胰岛素血症导致的高雄激素血症是女性肥胖症患者性功能障碍的主要原因。

肥胖症对生育的影响

肥胖症会造成少数肥胖妇女不孕，其原因部分是肥胖症本身所引起，而另一部分是由引起肥胖症的其他疾病造成的。单纯性肥胖妇女不孕往往是可逆的。这些妇女的卵巢可出现类似于多囊卵巢综合征的病理变化，如卵巢包膜增厚等，造成月经失调。

一些单纯性肥胖妇女血液中雌激素水平过高，通过下丘脑－垂体－卵巢轴的反馈而影响正常卵泡的发育及排卵。同时，过高的雌激素对子宫有过度刺激作用，出现子宫内膜增生，造成功能性子宫内膜出血或孕卵不能正常着床。当体重下降，月经恢复时，卵巢的病理变化也随之消失，怀孕就将成为可能。

有些妇女的肥胖有明确的病因，称为继发性肥胖。其中可能引起不孕的与肥胖症有关的疾病有：下丘脑综合征、性腺功能减退症、肾上腺皮质功能亢进症、甲状腺功能减退症等。下丘脑综合征引起的肥胖主要是因为炎症或其他病变累及下丘脑的摄食中枢，使患者出现食欲大增和贪食。由于摄食中枢靠近促性腺激素释放激素分泌的中枢，所以这些肥胖症患者常发生性腺功能低下，表现为闭经、生殖器官发育不全和萎缩。有些肥胖妇女的垂体促性腺激素分泌减少，性腺功能低下，出现闭经，而减肥后体重下降时，月经常可恢复。闭经不一定是肥胖症的结果，肥胖症也不一定是性腺功能减退的结果，也许是神经精神因素造成的。少数妇女肥胖不孕是因卵巢病变造成的，如多囊卵巢综合征。肾上腺皮质功能亢进症的妇女常表现为满月脸、水牛背、腹部脂肪积聚，向心性肥胖，可出现程度不同的多毛、痤疮等男性化体征，这些妇女一般都会出现月经不调、闭经或不孕。甲状腺功能减退症表现为全身黏液性水肿，造成体重增加，并非真正肥胖。上述的继发性肥胖女性当原发病治愈后，肥胖和不孕就又可改善。

肥胖母亲更易患妊娠高血压综合征、妊娠糖尿病、心脏病等，给孕妇带来较大负担。分娩巨大儿较多，新生儿呼吸窘迫综合征、死胎的发生率相对增加。临产后可能出现胎儿宫内窘迫、难产、剖

腹产率大大增加，产后出血的比例也较正常体重的孕妇要多。因此，

应加强对肥胖妊娠妇女的产后监测，积极防止上述情况的发生。

第 3 章

诊断须知

确诊病症下对药，必要检查不可少

衡量肥胖的标准

身体质量指数衡量肥胖及肥胖程度的标准是什么？世界卫生组织（WHO）以 BMI 来对肥胖或超重进行定义。BMI 是指体重除以身高的平方（kg/m^2）。BMI 是与体内脂肪总量密切相关的指标，该指标考虑了体重和身高两个因素。BMI 简单、实用，可反映全身性超重和肥胖。

WHO 应用 BMI 对肥胖进行分类，其临界值是根据所测指标与健康危险的相关程度以及由参照人群得到的统计数据进行规定的。针对不同种族有不同的评判标准。欧洲人群的标准为：BMI 在 $18.5 \sim 24.5kg/m^2$ 范围内属正常，达到或超过 $25kg/m^2$ 为超重，达到或超过 $30kg/m^2$ 为肥胖。亚洲人群的标准为：成年人正常的 BMI 范围是 $18.5 \sim 22.9kg/m^2$，达到或超过 $23kg/m^2$ 为超重，达到或超过 $23 \sim 24.9kg/m^2$ 为肥胖前期，BMI 在 $25 \sim 29.9kg/m^2$ 为 I 度肥胖，达到或超过 $30kg/m^2$ 为 II 度肥胖。

现在，计算自己的 BMI，你就可以判定自己是否属于肥胖或超重了。

中心性肥胖或全身性肥胖的标准

按照脂肪分布的部位和特点，肥胖分为中心性肥胖和全身性肥胖。中心性肥胖也称之为腹型肥胖是指以腹部或内脏脂肪积聚为主引起的肥胖，全身性肥胖也称为四肢型肥胖是指全身较均匀的脂肪积聚引起的肥胖。中心性肥胖身体最粗的部位在腹部，而全身性肥胖身体最粗的部位在臀部。因此二者也分别被形象地称为苹果型身材和梨型身材。

研究已证实，中心性肥胖发生心血管疾病和代谢性疾病的危险明显高于全身性肥胖，这些疾病包括动脉硬化、冠心病、高血压、2 型糖尿病以及血脂代谢异常等。所以，肥胖程度完全相同的个体，因其不同的脂肪分布类型，而有明显不同的危险性。

可见，对于肥胖者而言，除了要判定自己的 BMI 以外，还要确定自己是属于中心性还是全身性肥胖。测量腰围和腰臀比是评估肥胖类型的简单易行的方法。腰围是反映脂肪总量和脂肪分布的综合指标。WHO 建议欧洲人群的适宜标准为男性 94cm，女性 80cm。目前，亚洲人群的暂定标准为男性 90cm，女性 80cm。腰围超过以上标准者存在中心性肥胖。

WHO 推荐测量腰、臀围的方法如下：测量腰围时，被测者站立，双脚分开 25 ～ 30cm，体重均匀分配。测量位置在水平位髂前上棘和十二肋连线的中点。测量者坐在被测者一旁，将测量尺紧贴身体，但不能压迫软组织，测量值精确到 0.1cm。臀围则通过环绕臀部的骨盆最突出点测量周径而得到。按照上面的要求去做，你就可以得到自己腰围和臀围的正确结果了。

所以，对亚洲人群来说，腰围 90cm 以上男性和腰围 80cm 以上女性即使 BMI 正常，肥胖相关疾病的危险也将增加。对于超重和肥胖者，如果再伴有腰围的增加，则肥胖症相关疾病的发病危险更进一步增加。

腰臀比是指腰围与臀围的比值。男性腰臀比 >1.0，女性腰臀比 >0.85 被定义为腹部脂肪堆积，即存在中心性肥胖。腰臀比是早期研究中预测肥胖的指标，检测中心性肥胖时，腰围指标较腰臀比更为有效。现在更倾向于用腰围代替腰臀比预测腹部脂肪含量。

临床上，可以采用第 3 和第 4 腰椎水平的计算机断层扫描（CT）或核磁共振扫描（MRI）来精确计算内脏脂肪面积。面积 >130cm^2，肥胖相关疾病危险增加；面积 <110cm^2，则无危险性。

怎样最终确定肥胖症

不能仅凭 BMI 来最终确定肥胖，还要参考腰围、腰臀比来明确脂肪分布类型，并排除水肿或肌肉重量增加引起的 BMI 超标。明确肥胖的诊断路线是：测量身高、体重，计算 BMI 确定是否属于肥胖或超重；测量腰围、臀围计算腰臀比，确定是属于中心性肥胖还是全身性肥胖；排除水肿或肌肉增重引起的假性肥胖。这样就可以确定是否患有肥胖了。前两个环节可进行自我评估，最后一个环节则需要专科医生来确定。值得一提的是，任何评价肥胖的方法都必须包括测量腰围，腰围减少时，即使体重无改变也可显著降低发病危险。根据腰围诊断和检测肥胖症，判断哪些人需要控制体重，很少发生错误。

怎样判定儿童肥胖

在我国，主要按以下两种方法对儿童肥胖进行判定。

（1）标准体重法。参照我国儿童不同年龄及身高的标准体重量表，标准体重 ±10% 者属正常范围；实测的按身高的体重超过身高标准体重 20% 以上为肥胖（超过的百分数大小代表肥胖度的大小），实

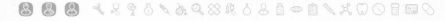

测的按身高的体重低于身高标准体重 10% 为消瘦（低于百分数的大小代表消瘦度的大小）。

（2）体格指数法。Rohler 指数 = 体重（kg）/ 身高（cm^3）× 10^7。Rohler 指数主要适用于学龄儿童和青少年。该指数在 115 ~ 140 kg/cm^3 为正常，140 ~ 160kg/cm^3 为超重，160kg/cm^3 以上为肥胖。

借助以上方法可以初步判定儿童肥胖。然而，儿童肥胖的诊断则需要到医院就诊，在专科医生的指导下，借助必要的检查来明确。

第 4 章

治疗疾病

合理用药很重要，综合治疗效果好

🧑 减肥治疗的指征

从医学上讲，首先，只有单纯性肥胖适用于减肥治疗，继发于各种其他疾病如皮质醇增多症、甲状腺功能减退等的肥胖症不能用后面要介绍的减肥方案进行治疗。其次，要结合你的 BMI 和腰围来判定你是否需要减肥。BMI 使我们在衡量肥胖时排除了身高的影响，根据腰围确定中心性肥胖可以评估肥胖对身体的危害，使减肥更有益于健康。根据 2000 年国际肥胖会议特别指导工作组的标准，亚洲人 BMI $\geqslant$ 25kg/m^2 定义为肥胖，23 ~ 25kg/m^2 属超重，<23kg/m^2 属正常体重。欧美人正常腰围为男性 <94cm，女性 <80cm；亚洲人正常腰围为男性 $\leqslant$ 90cm，女性 $\leqslant$ 80cm。按照此标准，如果你的体重和腰围均在正常范围，则无需减肥；如果二者均超标，或者 BMI 正常而腰围超标则都需要进行减肥治疗。对于 BMI 轻度超标而腰围在正常范围的人群，最好在医生的指导下，确定是否为肌肉重量增加造成的 BMI 超标，如果属于这种情况，则无需减肥治疗；如果 BMI 增加确为体内脂肪增多所致，则需要减肥治疗。

因为医学上的减肥方案是针对肥胖症患者来制订的，有些方法如手术和药物，用于正常人群则可能对身体造成不必要的损害而且效果不一定明显。这些人群只宜采用科学的饮食、运动方法，而不适合其他减肥方法。饮食热量限制一定要保证身体必需营养素的摄入，还要特别注意正常人群的饮食热量限制不宜太严格。因为如果强行让机体适应长期的极低热量饮食，体重的调定点下调，原来的能量代谢平衡就会被打破。如果热量稍有超标，就会转变为脂肪储存起来，这样反而容易造成肥胖。过分限制饮食热量还可能造成神经性厌食，危害健康甚至生命。此外，追求苗条美丽的青春女性切忌盲目减肥，滥用市场上宣称具有神奇功效的各种减肥商品和减肥疗法，将会为减肥付出不必要的健康代价和经济损失。

减肥可以带来哪些益处

（1）改善症状。减轻体重可迅速改变负重和代谢病的症状。一般情况下，减轻体重 5% ~ 10%，临床症状会明显减轻，大多数危险因素得到纠正。减轻体重 5 ~ 10kg 可使下列症状得到明显改善：疲劳、背痛、关节痛、心绞痛、多汗、气喘、打鼾、月经症状如经血过多和经血过少、不育症、压迫性尿失禁、非胰岛素依赖型糖尿病的烦渴和多尿；减轻体重 5 ~ 10kg 以上才能改善的症状有睡眠呼吸暂停、下肢水肿及继发性蜂窝织炎、多毛症。伴随减重首先得到改善的症状是多汗、气喘、疲劳和糖尿病症状。

　　女性肥胖者在体重减轻 7kg 后，月经过多、过少等月经失调和不育症就会得到改善，关节痛和背痛也会好转。而完全纠正 2 型糖尿病、多毛和睡眠呼吸暂停综合征可能需要减少更多的体重，并维持更长的时间。肥胖者真正关心的是自己的感觉，减肥以后患者能感觉到自己的体型更健美、行动更敏捷，与超重有关的症状也减少，与肥胖症相关的疾病危险也降低。这些都是判断减重计划和治疗方案效果的最重要指标。减肥不一定要去掉所有多余的体重，也无需为了改善症状将体重降到正常范围。

　　减重过程中，患者可能会感觉不适、疲劳和烦躁，这是能量负平衡的结果，患者不必过分担心。

　　（2）减少危险因素。肥胖症患者的主要代谢危险因素如高血脂、高血压、高血糖等都会受到体重急性减轻和能量负平衡的影响，随着体重减轻，这些指标可得到相应改善，改善的程度与体重减少的量有关。在积极能量控制阶段，即急性瘦身期，还未出现明显的体重减轻时，心血管危险因素已迅速改善，在以后的减重过程中，这些危险因素可能维持在中等水平或变化不大。血压降低与减轻体重有关，也与食盐摄入减少有关，积极能量控制过程中要求健康膳食，健康膳食的食盐含量较低。收缩压、舒张压和平均动脉压均降低，三者降低的幅度相似。减轻体重的其他长期益处包括伤口愈合能力增强，胸部感染减少，破坏性骨关节病减少，非胰岛素依赖型糖尿病发病减少、血栓形成减少、病死率降低。

（3）提高生活质量。超重患者普遍带有抑郁情绪，不能成功控制体重也是抑郁的原因之一，恢复勇气和自信是对成功减重并保持体重的最好奖赏。加上症状的改善和健康危险因素的减少，都能明显提高患者的生活质量。肥胖症患者减轻体重 5% ~ 10% 是一件相当艰苦的工作，能够达到目的就是非常了不起的成就，这种精神非常值得奖励和学习。

（4）延长预期寿命。过去患有肥胖症并发症的患者受益最大，BMI>25kg/m^2 的非胰岛素依赖型糖尿病患者按照建议减轻体重，体重每减少 1kg，寿命平均延长 3 ~ 4 个月。

很多超重患者有意短期节食以减轻体重，体重下降后又忽略控制饮食，因而体重又增加，在成年期可能反复多次。体重忽上忽下的改变可能无助于体重控制，效果并不一定比体重自然发展好，反而会减少骨骼中的矿物质含量，可能导致以后的骨质疏松症，建议不要以这种方式减重，特别强调要避免体重忽高忽低的改变。

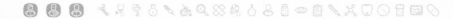

怎样进行科学减肥

（1）减肥必须在专业临床医生的指导下进行。目前，市场上各种减肥产品、减肥保健品比比皆是，减肥的方法层出不穷。对此，减肥者往往无所适从，或者受各种广告宣传的引导，误入减肥的歧途。结果事与愿违，减肥不成反而损害健康。事实上，减肥是一个严肃的医学行为。减肥应减掉多余的脂肪，而非简单意义的减重。

（2）坚持以饮食、运动疗法为主的综合治疗。肥胖症的病因比较复杂，既存在遗传因素，也受环境因素和行为心理因素的影响。因此，减肥治疗需采取综合措施。减肥的方法中最根本和最基本的是饮食疗法和运动疗法。药物、手术等方法是辅助性、阶段性的，不应单纯依赖这些方法减肥。

（3）减肥要严格掌握适应证。按照前述的标准，BMI 或腰围超标的单纯性肥胖才适合进行减肥治疗。继发性肥胖应该首先治疗原发病。在实施减肥治疗前，应对自身的肥胖程度和并发症进行评估，然后与医生、营养师、运动专家等人共同制订一个切实可行的减肥方案。

（4）减肥目标应该切实可行。减肥计划中，除了重度肥胖者外，体重减轻速度以每月减轻 1 ~ 2kg 为宜。计划制定后，应严格实施，定期以同样方式测量体重。如体重有所减轻，则鼓励自己愉快地坚持下去，而不应以减肥有成效而放松。若体重无明显变化，则应寻找原因，切莫因为减肥一时受挫而灰心放弃。信心和毅力对于减肥者来说是必不可少的。减肥计划应符合客观规律，开始 3 ~ 6 个月以行为调整、饮食治疗和增加体力活动为主，如体重持续减轻（ >6kg ），则继续该治疗方案；假使体重无明显减轻（ <6kg ）且 BMI>27kg/m^2，应在上述治疗基础上采用药物治疗。对此，肥胖者要有正确的认识；即减肥首先要改变不健康的生活方式，并非药物治疗能解决一切问题。

（5）合理地限制摄入热量。摄入热量过多，造成能量生成多于能量消耗时，就会导致体内脂肪储存，超过一定量就会引起肥胖。因此，减肥要先控制能量摄入，这就等于守住了肥胖之门的入口。膳食热量长期超标，任何其他减肥手段都难以产生效果或效果难以持久。但是，饮食疗法一定要科学合理，热量摄入减少了，但必需的营养物质绝不能少。热量限制不能太苛刻，一般低于机体消耗1255.2 ~ 2092kJ（300 ~ 500kcal）即可，关键是要长期坚持，一刻也不能放松。低热量饮食并不等于整日饥肠辘辘，饭间进食低热量蔬菜、瓜果、高纤维食物、清淡汤类可以消除饥饿感。就改变饮食习惯而言，肥胖者除限制热能、减少食量以外，应注意一日三餐定时、尽可能平均分配一天的膳食量，不要漏餐，进餐时细嚼慢咽，每餐应有足够膳食，避免加餐和吃零食，多吃水果、蔬菜和粗粮，每天摄入的脂肪占总热量的30%以下，限制饮酒，尽量少赴宴，必须赴宴，就餐时也应尽量选择低热量食物，抵制住美味佳肴的诱惑。

（6）运动疗法要讲究科学。坚持适度的体育运动和体力活动是成功减肥的另一重要手段。通过增加运动和体力活动，增加能量消耗，结合饮食控制，使机体的能量消耗大于能量摄入。能量代谢呈负平衡，机体通过脂肪分解来维持能量平衡，从而达到减肥的目的。那么，是不是只要是运动都能减肥呢？或者是不是运动的强度越大越好呢？回答是否定的。运动也一定要讲究科学合理，否则，不但达不到减肥的目的，反而会给身体造成不必要的伤害。按照运动时所消耗的能量的不同，运动分为有氧运动和无氧运动。短时间的强烈运动，如百米赛跑、跳高、跳远等主要由糖类酵解提供能量，消耗的是体内的糖类，这种运动称之为无氧运动。无氧运动并不能达到减肥的目的。此外，肥胖症患者关节承受的重量大、身体的惯性也大，剧烈运动还可能会造成关节、肌肉的损伤。所以，肥胖症患者不宜进行无氧运动。

长时间的轻中度运动是利用体内脂肪燃烧作为能量，称之为有氧运动。有氧运动所致的脂肪消耗正是运动减肥的目的。肥胖症患者要通过有氧运动来达到消除脂肪的目的。做操、慢跑、步行、爬楼梯、打太极拳等都属于轻中强度的运动，持续运动达到一定时间就为有氧运动。至于运动的时间，可依个人的具体情况而定，一般每天至少要达到 30 分钟至 1 个小时。应根据自身的具体情况来选择运动方式和时间。老年减肥者应量力而行，依身体的承受能力进行适度的运动锻炼。最好在医生或运动专家的指导下，选择适合于自己的运动方式。增加运动量应循序渐进，贵在坚持。

（7）养成良好的生活习惯。肥胖症患者实施减肥时要有意识地改变久坐的生活习惯，不宜长时间看电视或上网，不吃零食，限制晚餐热量，饭后适当运动，按时就寝，改变迟睡或熬夜的习惯。

（8）建立减肥日记。记饮食日记可以据实留下我们日常饮食生活的记录，供日后分析及检讨食物的总热量及有无不当的饮食行为，并据此找出减肥成功或失败的原因。同时，利用饮食日记可让减肥者每天都有机会反省及统计自己的饮食情况，如果吃得过量。可以在第 2 天给予修正。

综上所述，肥胖者应遵循科学减肥理念，采用综合治疗措施，从改变生活方式入手，限制热量摄入，平衡膳食结构，选择恰当的运动，加强运动锻炼，矫正不良的生活习惯。药物减肥，应在医生指导下进行，勿擅自滥用。

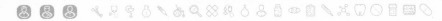

怎样建立合理的减肥计划

　　肥胖症患者对于治疗的期望和实际的效果常有冲突，减重效果常不能达到患者理想的要求。患者的期望值和减重效果的差异给临床医生和患者带来了处理上的问题。一般来说，大部分患者在治疗后体重可以减轻5%～15%，这是减重的合理目标。要达到这一目标，具体实施时，应针对患者的不同情况进行调整，制定出切合实际的减肥计划。减肥计划的设计及目标的设定是决定减肥成功的重要因素，年老者的目标与年轻者的目标可能不同，年老者可能较注重维持体重。实施体重控制计划，需要减肥者和专业临床医生共同努力，目标设定要逐步实行，初步目标达到后，再设定新的目标。刚开始体重会减得比较快，之后如果能做到一星期减掉0.5～1kg都是允许的。实际上，即使只减轻原体重的5%，而得到更健康的体质，也可称为成功的减肥。

　　减肥不成功的例子很多，肥胖症患者因此经常抱怨治疗失败，认为"治疗无效"。实际上，肥胖症虽然有多种治疗方法，但从根本上来讲，肥胖症是慢性病，很难完全治愈。治疗停止后，体重会反弹。这一点与高血压患者停服降压药以及高胆固醇血症患者停服降血脂药后，血压和血脂均会反弹的情况类似。肥胖症和这些慢性病一样难以治愈，很多患者只能得到缓解和控制，一旦治疗停止，危险因素又会上升。减肥的疗效可以根据以下几点来评价。

（1）非常理想的结果是患者的体重减幅达 15% 以上。

（2）满意的结果是减轻体重 5% ~ 15%，在随后的几年内患者能保持该体重。

（3）比较满意的结果是体重较基值减轻 5% ~ 15%，且随后的反弹不高于人群的体重增长率。

（4）不满意的结果是体重减幅在 5% 以下，且反弹速度高于普通人群。

一般而言，如果能达到减轻 5% ~ 15% 的体重，就会使身体更健康。出现良好的治疗反应，包括血压降低、血液中总胆固醇及甘油三酯水平降低，高密度脂蛋白胆固醇升高及糖尿病患者血糖的更好控制。肥胖引起的疲劳、气喘、多汗、关节痛等症状会明显减轻，女性的月经紊乱得到改善。

很多学者认为，减肥并非是减的越快越好。最安全的减肥速度是每周减肥不要超过 1kg，即每个月最多只可减去身上 4kg 的脂肪。减肥的速度应适当，减得太慢又容易失去信心和耐心，减肥太快也会损害健康。中年人由于新陈代谢放缓的关系，最容易发胖，但因为身体的功能亦逐渐减退，尤其是心脏功能不能承受如年少时所能承受的压力，所以急剧减肥的方法，如过分剧烈的运动或者服用减肥药物都可能造成危险。如果中年前后才打算减肥，最好是花上较长的时间，慢慢地将体重减轻。

何谓饮水减肥法

饮水减肥法的原理是利用足够的水分缓解饥饿，配合低热量饮食，减少热量吸收，从而达到减肥的目的。饮水不足的人会不断积聚水分作为补偿，并因而使体内更容易积聚脂肪，导致肥胖。饮水不足还可能会引起人体新陈代谢的紊乱，致使能量吸收多，释放少。所以对减肥者来说，饮水不足不仅达不到减肥目的，而且还会对健康造成更为严重的危害。

如果能做到长期坚持饮水减肥并配合低热量饮食，一个月可减轻 3 ~ 5kg，但用餐时必须一口食物一口水。长此以往，对胃肠道的功能有较大的影响，甚至会造成营养不良。所以，肠胃有问题者不要轻易尝试。可以配合低热量的饮食方式，将用餐的顺序做出调整，例如：在用餐前先喝汤及吃青菜，30 分钟后，再开始吃饭和肉。如此，因胃中已有食物，较易控制饭和肉的摄入量，间接达到减肥的效果。每天喝水 2000 ~ 3000mL，使每天的尿量维持在 1500 ~ 2000mL，水分由牛奶、茶水、咖啡、白开水、果汁或其他饮料供应。还应注意少饮酒，少喝饮料。水分可以清洗体内废物，并维持肾功能。每天喝低脂或者脱脂牛奶三大杯，各约 300mL，全天 900mL。牛奶主要供应钙质和水分。低脂和脱脂牛奶可减少动物脂肪的摄取。

肥胖症药物治疗的目标

理想的治疗肥胖症的药物应该是：持久地、选择性地减少体内脂肪而节约蛋白质；一旦达到理想体重能防止体重再增加；在节食和体育锻炼的基础上以合理的减肥方式增加患者的顺应性；无显著的副作用和滥用的可能性；与瘦者相比对肥胖者的效果更明显，不使瘦者体重显著下降；使肥胖症患者体内紊乱的代谢状况发生有益的变化，如使血甘油三酯、游离脂肪酸、胰岛素和血糖水平下降。

通过药物治疗争取达到下列目标：减轻体重，使体重减轻更多、更快，减重成功的人更多；维持体重不再增加；减少症状；控制继发疾病；延长寿命。

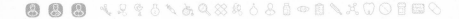

肥胖症药物治疗的指征

根据亚洲人的特点，WHO 在"对亚太地区肥胖及其治疗的重新定义"中建议有以下情况时应考虑药物治疗：只有单纯性肥胖才能用减肥药物治疗，继发于各种内分泌疾病或其他疾病的肥胖应该首先治疗原发病，不能用减肥药物治疗；饥饿感或明显的食欲亢进导致增重；存在相关的伴发疾病，包括糖耐量减低、血脂异常和高血压；存在其他有症状的并发症，如严重的骨关节炎、阻塞性呼吸睡眠暂停、反流性食管炎以及腔隙综合征等。

对于妊娠和哺乳期的肥胖，不宜应用药物减肥。这是因为，一般减肥药都不是针对孕妇配制的，也没有考虑到对胎儿是否有影响。一旦对胎儿有副作用，其后果难以预料，很可能导致早产儿、畸形儿或有先天性疾病婴儿的产生。而且，胎儿在母亲体内是非常需要营养的，任何减肥方法都可能使营养丧失。特别是药物减肥，一方面对大脑的饮食中枢造成一定的抑制作用，另一方面是通过一些缓泻剂使多余的水分和脂肪排出体外，从而达到减肥的效果。这些都可能造成胎儿营养不足。如果饮食中枢过于受抑制，则容易产生厌食症，严重影响孕妇对营养的吸收，从而导致胎儿营养危机。所以，孕妇和哺乳期妇女应当以不过量营养和适当运动来防治肥胖症，如果这些方法不奏效，也要等到哺乳期过后才能考虑应用减肥药物。

处于生长发育阶段的青少年儿童，尽量不要采取药物减肥。

青少年儿童与成人的肥胖标准不同，下面的方法可以简单估算青少年儿童是否肥胖。

1 ～ 6 个月婴儿：标准体重（g）＝出生体重（g）＋月龄 ×600；

7 ～ 12 个月幼儿：标准体重（g）＝出生体重（g）＋月龄 ×500；

1 岁以上的青少年儿童：标准体重（kg）＝年龄 ×2+8。

一般来说，超过标准体重 20% 以上才视为肥胖并需要减肥。青少年儿童处于生长发育时期，需要平衡的膳食营养，所以尽可能不要像成年人那样靠减肥药物来减肥，否则将影响智力和身体的发育。对于少部分体重严重超重，比如超重 30% 以上者，若采用运动、饮食调整等方法来减肥而效果不佳的，可以考虑药物减肥，但必须经过严格筛选才能用药，用药过程中应进行严密的用药监测。

减肥药物的种类

减肥药物可分为食欲抑制剂，抑制肠道消化、吸收药，增加能量消耗药及其他药物。

（1）食欲抑制剂。通过抑制儿茶酚胺和 5– 羟色胺的再摄取影响下丘脑的摄食或饱食中枢，增加生理性饱腹感，从而抑制食欲，减少能量摄入，来减轻体重。因此，该类药物属于作用于中枢的减肥药。其中，苯丙胺和安非拉酮只抑制儿茶酚胺再摄取，芬氟拉明只抑制5-羟色胺再摄取，而吗吲哚和西布曲明对儿茶酚胺和5-羟色胺的再摄取均有抑制作用。

（2）抑制肠道消化、吸收药。其中包括脂肪酶抑制剂奥利司他，胃排空抑制剂有食用纤维、蔗糖聚酯以及苏-氯柠檬酸。二甲双胍可以延缓和减少葡萄糖在胃肠道的吸收。因为在外周起作用，所以此类药物为非中枢作用的减肥药。

（3）增加能量消耗药。激素类有甲状腺激素、同化激素（苯丙酸诺龙）、生长激素等，中枢兴奋药有麻黄碱、咖啡因。

（4）其他研究开发中的药物。β_3肾上腺素能受体激动剂、胰岛素增敏剂、瘦素、神经肽Y、解偶联蛋白等。

（5）中药。传统中药中麻黄、山楂、大黄等具有减肥作用，脂必妥为一有效的降血脂药，也具有减肥作用。

怎样看待中枢作用减肥药物的安全性

中枢作用减肥药物的治疗效果因药而异。从1983年至今，很多品种都因其副作用对身体安全的影响而退出市场。中枢作用减肥药物抑制儿茶酚胺和5-羟色胺的再摄取，影响下丘脑的摄食或饱食中枢，增加生理性饱腹感，从而起到抑制食欲的作用。

大量5-羟色胺释放可引起5-羟色胺综合征，合用两种或多种5-羟色胺能药物时常出现精神状态改变，如意识模糊、幻觉、焦虑不安、躁狂等，还可呈现自主神经系统改变如出汗、寒战、高热、腹泻以及神经肌肉症状，包括阵挛、反射亢进、肌肉僵硬和震颤等。

安非他命类具有成瘾性，其成瘾性可能与该类药物作用于多巴胺能神经通路有关。此外，安非他命抑制食欲的作用可能和调节去甲肾上腺素能神经传导有关。因为安非他命类药物的成瘾性，美国FDA已限制所有该类药物的临床应用。这些药物包括马吲哚、安非拉酮和抗抑郁药文拉法辛。目前，这些药物已经退出市场。芬特明虽未退出市场，但美国FDA规定，该药只能短期应用，其疗程不能超过12周。近来国外研究报道，芬氟拉明与心脏瓣膜病有关，联用芬特明和芬氟拉明的患者心脏瓣膜病变的发生率高达35%，1997年美国FDA宣布停用。但对此尚有争议，芬氟拉明目前已退出美国市场但在我国和许多欧洲国家仍在使用。

氟西汀是一种选择性5-羟色胺再摄取抑制剂，通过阻滞神经元突触前膜对5-羟色胺的再摄取，而增加大脑内5-羟色胺与突触后受体的作用时间，以增强其抑制摄食中枢的功能。动物实验显示氟西汀可减少食物摄入。临床试验报道氟西汀对肥胖症疗效的结果不一，有报道氟西汀与芬氟拉明相似，也有报道氟西汀对肥胖的疗效有限。氟西汀用于治疗抑郁症，亦可抑制食欲。用于治疗肥胖症时，需要加大剂量，但随着剂量增大，不良反应也会随之增加。该药的副作用有嗜睡、衰弱、恶心、失眠、头痛、口干、紧张、腹泻、皮疹等。据报道，大剂量时可诱发癫痫，停药后可出现流感样症状。美国 FDA 批准该药用于抑郁症、贪食症和强迫人格的治疗。目前 FDA 仅批准氟西汀和舍西林用于治疗抑郁症，没有批准用于治疗肥胖症。

在我国，目前中枢作用减肥药物中只有芬氟拉明和西布曲明作为减肥药被批准应用于临床治疗肥胖症。

怎样根据病情选择合适的减肥药

只有单纯性肥胖才能应用减肥药治疗，而继发于内分泌疾病或其他疾病的肥胖症应该首先治疗原发病。所以，在进行药物治疗之前肥胖症患者首先应明确自己是否为单纯性肥胖。

从理论上讲，治疗单纯性肥胖的理想方法是调整饮食和适当运动，但由于效果不能立竿见影和难以坚持，很多人最后仍然要求辅助于药物。单纯性肥胖者在经过严格的饮食控制以及适当的运动后体重仍未下降或下降不明显的，或经上述两种治疗后体重得到控制但经过一段时间后，体重有反弹的，可以考虑服用减肥药治疗。

服用药物之前首先要了解自身肥胖的病因，针对病因服用相应的药物。如果你的肥胖与食欲旺盛有关，可以选择有食欲抑制作用的药物，如芬氟拉明、西布曲明；如果你的肥胖与吸收过快或进食油腻有关，可以选择脂肪酶抑制剂奥利司他或抑制胃排空的药物；如果你的肥胖与缺乏运动有关，则可以配合运动再适量使用可增加能量消耗的药物。

怎样评价芬氟拉明的减肥作用

芬氟拉明属于促进中枢 5- 羟色胺释放类药物，是作用于中枢神经系统的食欲抑制剂。右旋芬氟拉明可选择性更高地抑制 5- 羟色胺1A 及 5- 羟色胺 2C 受体，并选择性抑制摄取脂肪类食物。该类药通过增加神经末梢中 5- 羟色胺的释放，兴奋下丘脑饱食中枢，从而发挥抑制食欲的作用。该药还有增加产热的作用，它能增加周围组织对胰岛素的敏感性，并以非胰岛素依赖的机制降低血糖，促进周围

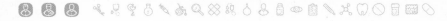

组织对葡萄糖的利用，还能使血浆中甘油三酯、总胆固醇、低密度脂蛋白胆固醇和载脂蛋白 B 降低，使高密度脂蛋白胆固醇增高。服用该药期间还见到患者粪便内脂肪和胆酸的排泄，提示本品可抑制肠道内脂肪的吸收。该药还有一定的降压作用，且不产生失眠、兴奋和成瘾的副作用。此外，该类药物还可促进生长激素的释放，而生长激素具有促进脂肪分解的作用，有利于降低体重。

芬氟拉明的不良反应有胃肠道反应、头晕、乏力、口干、嗜睡等，在用药过程中这些不良反应可逐渐消失。此外，服用芬氟拉明还可以引起脱发、恶心及夜尿增多。服药过量可引起苯丙胺样症状如恶心、腹泻、嗜睡、口干、头痛和头晕等，并有其特异的表现如旋转性眼震及下颌持续震颤，所以驾驶员及高空作业者应慎用。部分患者用药后出现精神抑郁，故抑郁症患者禁用，连续服药不宜超过 6 个月，否则可能产生耐受性及精神抑郁症。

本品对孕妇、青光眼、癫痫及服用单胺氧化酶抑制剂者禁用，该药的依赖性小。

芬氟拉明的血浆半衰期为 17.8 ~ 30.1 小时，服药后 6 小时发挥最大作用，服药 3 ~ 4 天发挥厌食作用。在实际服用时宜从小剂量开始，每日 20 ~ 40mg，最好于饭前 30 ~ 45 分钟服用。如每日 40mg 已有很好疗效，则不必增至每日 60 ~ 80mg。应坚持治疗，切忌中途停药。一般以 2～3 个月为一个疗程，在最后 4～6 周逐渐减药，勿突然停药。减肥效果多于 4～6 个月出现平台期。

部分患者停药后体重可恢复原状，原因之一可能是该药使体重控制系统向下调节，停药后这种下调作用终止。拟 5-羟色胺作用的食欲抑制剂不刺激交感神经活性，无拟儿茶酚胺样的作用，因此不具有中枢兴奋作用，其降低体重的作用与影响儿茶酚胺类的食欲抑制剂相似，适用于伴有高血压、冠心病、糖尿病、高脂血症的肥胖症患者。

芬氟拉明同芬特明联用可有效减轻体重，其对中枢神经系统及胃肠道刺激作用较弱，易于接受。

怎样评价西布曲明的减肥作用

西布曲明是 1997 年被美国 FDA 批准上市的唯一作用于中枢神经系统的治疗肥胖症的药物。西布曲明同时抑制儿茶酚胺和 5-羟色胺的再摄取，减少摄食，降低体重。同时它还有独立于摄食外的刺激产热、增加能量消耗以及抑制脂肪贮存的作用。这些作用可能与其间接刺激中枢交感传出神经，激活褐色脂肪组织中的 β_3 肾上腺能受体，导致其中葡萄糖利用增高（可达 18 倍）有关。因此，西布曲明通过以上双重作用达到减重的目的。其产热虽然起效缓慢（峰值 60 ~ 90 分钟），但可持续至少 6 小时，有利于能量负平衡。临床试验表明它可有效减轻正常或伴有糖尿病的肥胖症患者体重，并呈剂量依赖性，常规用量每天为 5 ~ 15mg，可使体重减轻 5% ~ 10%，同时使腰臀比、甘油三酯、总胆固醇、低密度脂蛋白胆固醇下降，高密度脂蛋白胆固醇上升，并且可以改善患者的血糖和胰岛素抵抗状态。对 2 型糖尿病患者应用西布曲明治疗肥胖症患者的同时，血糖水平亦较容易控制。

西布曲明口服剂量为每日 5 ~ 30mg，最佳剂量为每日 10 ~ 15mg，疗程 8 ~ 24 周。使用到 24 周时，平均降低 3 ~ 5kg 体重。多项临床研究显示，在服药 6 个月时体重减轻达最大值，并可维持长时期的体重减轻。使用西布曲明 24 周时，体重降低比安慰剂组多 3 ~ 5kg，作用持续可达 52 周。据报道，在极低热量饮食后 12 个月内，西布曲明治疗的患者体重下降多于安慰剂组。在安慰剂组，有较明显的体重回升趋势，相比之下西布曲明组有进一步的体重下降。6 个月以后，西布曲明治疗的患者体重不再继续下降，而是在以后的 6 个月内维持体重稳定。

这些结果与西布曲明治疗 12 个月的结果相一致，说明西布曲明可以维持并增强低热量饮食引起的体重下降作用。然而，终止了研究药物以后，二组均出现体重回升，尤其是在西布曲明治疗组。说明该药仍存在停药以后的反弹现象，故应强调连续治疗的重要性。

西布曲明副作用有口干、厌食、便秘、失眠、恶心、腹痛、眩晕等胃肠道及中枢神经系统刺激作用，但有很大个体差异，一般可耐受。虽然西布曲明没有安非他命的成瘾性，但国外将其作为Ⅳ类控制药管理，所以医生应密切随访有滥用药物史的盐酸西布曲明使用者，观察其有无滥用药物的症状。西布曲明在体外和体内不抑制单胺氧化酶活性。有关该药长期毒性的动物试验报道，大鼠和犬口服西布曲明6个月，猴口服西布曲明12个月后检查眼、骨髓、尿液、血液、心电图，器官称重及组织检查均未见与给药有关的显著变化，致突变试验结果为阴性。大鼠口服西布曲明未见有致畸作用及胎仔死亡增加，对子代和子宫内胎仔生长及产后胎鼠的发育与对照组无显著差别，第一子代幼仔的行为、发育和生殖力无异常。

据报道用药剂量为每日 10～15mg 时，轻度增加心率（每分钟 3～6 次），升高舒张压 0.133～0.400kPa（1～3mmHg），偶可引起一过性药物性高血压、心动过速，停药后血压及心率可回复正常。血压升高和心率加快是西布曲明的不良反应之一。因此，服用西布曲明时，应在治疗前测量患者的血压和心率，有高血压病史的患者应慎用西布曲明，而血压未控制或控制差的高血压患者则应禁止使

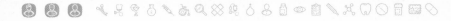

用。在治疗过程中，还应对血压和心率进行监测，发现血压和心率升高应及时减量或停药。该药不适合用于冠心病、心力衰竭、心律失常、脑卒中以及严重肝功能或肾功能损害的患者。西布曲明与右芬氟拉明作用机制有相似之处，目前尚无证据表明该药与右芬氟拉明一样可导致心脏瓣膜损害。

与芬氟拉明等其他作用于中枢的减肥药有所不同，西布曲明的镇静、兴奋、拟交感作用并不明显。西布曲明自1998年2月上市以来，尚未见该药引发肺动脉高压及心瓣膜病的报道，其长期效应及副作用还有待进一步观察。

怎样评价奥利司他的减肥作用

奥利司他和西布曲明是迄今为止获美国食品药品监督管理局和中国国家食品药品监督管理总局批准的两种减肥药物。奥利司他是肠道脂肪酶抑制剂的代表，肠道脂肪酶可将脂肪分子水解成小的可被吸收的成分，奥利司他因其对脂肪酶的抑制作用而减少脂肪的吸收。该药是脂抑素的水化衍生物，可有力抑制胰腺、胃肠中的羧基脂酶及磷脂酶A2的活性，减慢胃肠道中的食物脂肪水解为脂肪酸及单酰基甘油的速率，可与甘油三酯竞争性结合脂肪酶，抑制其活性，

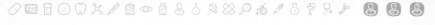

减少脂肪吸收，降低体内脂肪贮存而减轻体重。由于它可与脂酶中的某些特异性氨基酸结合，发生亲核亲脂反应而使抑制反应不可逆。奥利司他为非中枢神经系统作用的减肥药，该药几乎不被吸收，仅在胃肠道发挥作用。

当采取较为平衡、热量稍低的饮食方式时，奥利司他大约能抑制 30% 的摄入脂肪的吸收。该药尚可明显降低肥胖症患者血清中总胆固醇及低密度脂蛋白胆固醇的含量，改善高密度脂蛋白胆固醇与低密度脂蛋白胆固醇的比例，降低血糖。据报道，奥利司他治疗肥胖症，大约有 1/3 患者体重下降 10% 以上。该药不会影响空腹血中多种激素包括甲状腺激素、儿茶酚胺及胃肠和胰腺激素水平。国外的临床试验报道，187 例肥胖症患者给予奥利司他 120mg，每日 3 次，在用药第 1 年可有效降低体重，第 2 年可维持体重不回升，并可减轻胰岛素抵抗、高三酰甘油血症、高胆固醇血症、高血糖等肥胖相关危险因素。应用奥利司他过程中，可能会出现一些轻到中度短暂的胃肠道反应，但需要停药者很少。

脂溶性维生素水平大多在正常范围内，仅有几名患者需要额外补充维生素。该项研究认为，奥利司他是治疗肥胖症伴 2 型糖尿病患者十分有效的方法，在临床上可明显降低体重，并能使这一作用得以长久地维持，还有利于血糖的控制和改善血脂情况。

奥利司他结合微低热量饮食治疗可显著促进体重降低和腰围缩小，并显著改善多项心血管危险因素，安全性和耐受性较好，可用于肥胖症的长期治疗。

奥利司他的使用方法是每日 3 次，每次 120mg，进餐时口服。加大剂量并不能使减肥效果增加。如果某一餐的脂肪含量较低，如早餐进食的是稀饭、酱菜，则这一餐不必服药；如果某一餐进食脂肪含量过高，相应的脂肪排出就要增加，增加服用者的不便，而且疗效会降低。

奥利司他可抑制需羧基脂酶完成的脂溶性维生素的水解和吸收，长期应用可造成脂溶性维生素缺乏。因此，在服药时应注意补充脂溶性维生素，包括维生素 A、维生素 E、维生素 D、维生素 K 和胡萝卜素。建议在服用奥利司他的同时，加服这些人体必需的脂溶性维生素，特别是长期应用奥利司他的肥胖症患者，更应注意防止脂溶性维生素缺乏。

奥利司他常见的副作用是脂肪泻、排便紧迫、腹痛、腹泻、排便排气次数增多，这些可能会给服药者带来不便。这是因为该药抑制肠道中脂肪的吸收而使大便脂肪含量升高所致。这些副作用多在用药初期表现明显，随着用药时间延长，机体会在一定程度上耐受。奥利司他阻止了膳食中 30% 脂肪的吸收，多余的脂肪就由肠道排出，当摄入的脂肪增加时，上述反应就会增加。

所以，服药时应配合饮食控制，减少食物中脂肪含量，这样既增加减肥效果，又可以减少服药的副作用。

在药代动力学研究中没有观察到奥利司他与乙醇、地高辛、二甲双胍、硝苯地平、口服避孕药、苯妥英类、普伐他汀或华法林之间有药物相互作用。另外，在其早期临床试验中，曾报道可使女性患乳腺癌的风险性增加，故在乳腺癌高危人群中，使用该药须谨慎。不主张 18 岁以下儿童和青少年以及妊娠期妇女应用奥利司他治疗肥胖症。偶有对奥利司他过敏的报道，过敏表现为瘙痒、皮疹、荨麻疹、血管神经性水肿和变态反应。患慢性吸收不良综合征或胆汁淤积症及对奥利司他或药物制剂中任何一种其他成分过敏的患者禁用。

怎样评价胃排空抑制剂的减肥作用

胃排空抑制剂有食用纤维、蔗糖聚酯以及苏 – 氯柠檬酸。食用纤维不能被人的胃肠道消化吸收，它可能通过以下机制减轻体重：延长胃排空的时间，增加饱腹感；减少能量和营养的吸收；影响胃肠道激素的释放；食用纤维可被肠道内的细菌代谢，使肠道内气体增加，大便量增多。每日服 6 ~ 30g 食用纤维，维持 8 ~ 12 周可见减肥效果。

蔗糖聚酯是蔗糖与适当长度（6 ~ 8 个碳）的脂肪酸酯化而成，它有普通烹调油的外观特征，但是不被消化吸收。用它替代食用油，减少食物中的脂肪量从而减少能量的摄入。它可使食物中的胆固醇和维生素 A 的吸收分别减少 67% 和 40%，并使食用者的体重下降，同时血浆中低密度脂蛋白胆固醇和甘油三酯的浓度降低。长期应用可能导致脂溶性维生素缺乏。目前，只对其作了短期疗效研究。

苏 – 氯柠檬酸及其衍生物通过抑制胃排空或增加肠道激素的分泌，增强饱腹感，从而影响消化吸收，减少食物摄入。

怎样评价二甲双胍的减肥作用

二甲双胍属于双胍类口服降糖药，作为降糖药治疗糖尿病已有几十年的历史。它能促进肌肉、肝脏摄取和利用葡萄糖，减少和延缓葡萄糖在胃肠道的吸收，促进葡萄糖分解，增加肌肉和脂肪组织对胰岛素的敏感性，增加粪便中脂肪物质的排泄。二甲双胍对于肥胖的糖尿病患者有较好的减肥降糖作用。对于有糖尿病家族史的肥胖症患者和长期体重过重、用其他方法治疗无效的肥胖症患者，也有一定的减肥作用。研究证实，对于没有糖尿病的单纯性肥胖症患者，口服二甲双胍同样取得了较好的减轻体重的作用，特别是对于顽固性肥胖症患者也可以在一定程度上使体重下降。对于血糖正常的肥胖症患者，二甲双胍并不发生降低血糖的作用。在同样饮食控制的条件下，服用该药后体重比不服药者多降低 20%，该药可使约 80%～90% 的肥胖症患者取得减轻体重的效果。采用服药 3 个月、停药 2 个月的治疗方法，可取得持续的疗效。

二甲双胍的用法是从小剂量开始，每日 0.25g，每日 3 次，以后根据情况调整剂量可至每日 1.5g。

服用二甲双胍最常见的副作用是胃肠道反应，出现口干、口苦、口内金属味、厌食、恶心、呕吐、腹部不适、腹泻等症状。其原因是二甲双胍能渗透胃黏膜的缘故。所以，应在每餐的中间或餐后立即服用，而不应在餐前服用，以避免药物对胃的刺激，减轻上述副作用。患有慢性胃肠道疾病如胃十二指肠溃疡或服用此药后有严重胃肠道反应的人应禁用。有少数患者服药后会出现变态反应，皮肤上出现红斑、红块等。因为，二甲双胍在体内产生乳酸，而乳酸依赖肝脏代谢和肾脏排泄，老年人肝、肾的代谢功能降低，所以老年人应慎用。有明显肝、肾功能损害者应禁用，以免引起乳酸性酸中毒。在心力衰竭、严重感染、创伤、手术时也易发生乳酸性酸中毒，出现休克甚至危及生命，故有上述情况时也应禁用。该药也不宜用于孕妇、乳母以及缺氧性疾病者。用药过程中要定期监测肾功能和血乳酸浓度。

⑧ 怎样评价中枢神经系统兴奋药的减肥作用

中枢神经系统兴奋药包括麻黄碱、咖啡因等。这类药物能刺激脂肪氧化、增加能量消耗，而且由于其能兴奋中枢神经系统，实际上也可发挥抑制食欲的作用，但往往需要较大剂量才能达到减肥效果。有实验研究认为，麻黄碱能有效促进儿茶酚胺类递质释放、并兴奋肾上腺素受体，促进产热。但麻黄碱促进产热的作用受腺苷－前列腺素及 cAMP 磷酸二酯酶系统的负反馈调节而有所减弱，影响这些系统的甲基黄嘌呤类及阿司匹林等都可增强麻黄碱的作用。

麻黄碱可产生中枢神经系统的兴奋作用，引起兴奋、不安、焦虑、失眠、震颤等，还可升高血压，产生头痛、心悸、心肌收缩增强、出汗增加等。甲状腺功能亢进、高血压、动脉硬化、心绞痛等患者禁用。忌与单胺氧化酶抑制剂合用，以免引起血压过高。短期内反复使用可产生快速耐受、作用减弱，停药数小时可恢复。

咖啡因具有促进脂肪分解、增加热生成、减轻体重的作用。这些作用是通过拮抗腺苷受体实现的。腺苷受体广泛存在于中枢神经系统、交感神经末梢及其支配的效应器官，分为 A1、A2 及 A3 三种类型。其兴奋时可产生广泛的生物学效应，引起中枢神经系统、心血管系统、呼吸系统、胃肠系统功能及代谢的变化。

腺苷 A1 受体激动可产生镇静、抑制递质释放、抑制脂肪分解、抗利尿作用，并可收缩血管、产生心动过缓、心肌收缩减弱等作用。A2 受体激动则可产生肌肉运动性下降、血管扩张、糖原生成等作用。咖啡因为非选择性的腺苷受体拮抗剂，应用后可通过拮抗腺苷受体而兴奋中枢神经系统，促进儿茶酚胺类递质释放，增加脂肪和糖原的分解，兴奋心血管系统，产生利尿作用。

咖啡因的这些作用可导致食欲减退、分解代谢加强、体重减轻，但敏感患者容易产生焦虑、兴奋、失眠、言语及思维不连贯等不良反应。对于一些容易产生焦虑情绪及躁狂患者来说，即使是中等量的咖啡因亦可诱发焦虑、恐惧或躁狂。大剂量（＞每日 600mg）时可产生一种类似于焦虑状态的综合征，表现为焦虑、不安、失眠。

咖啡因的致死量为 5～10g，但严重中毒反应十分罕见。有心肌缺血性疾病的患者应慎用。咖啡因可阻断腺苷受体，故与麻黄碱合用具有协同作用。当两者按一定比例（麻黄碱 20mg，咖啡因 200mg）混合后，产热和抑制食欲作用增强。每日给药 3 次，辅以低热量饮食时有较明显地减少体内脂肪的作用，且可使低热量饮食所导致的能量下降症状有所减轻。仅有轻微的手颤、失眠、头晕等副作用。该药在丹麦已上市。在我国，并不作为常规减肥药使用。

增加能量消耗的激素

甲状腺激素、同化激素（苯丙酸诺龙）、生长激素等，可以增加能量消耗，因而具有减肥作用。但是，尽管如此，目前这些激素仍不能作为减肥药物应用于临床。

（1）甲状腺激素。甲状腺激素药物包括甲状腺素（T4）、三碘甲状腺原氨酸（T3）以及甲状腺片，主要用于甲状腺功能减退症的治疗。从理论上讲甲状腺激素能提高机体的代谢率，增加热量消耗，是减肥的理想药。但只有在大剂量使用时，甲状腺激素才有明确的减肥作用。除甲状腺功能减退性肥胖外，使用一般剂量时对其他类型的肥胖并没有明显的减肥功效。普通生理剂量，对于基础代谢率正常的肥胖症患者，一般不会使体重下降。肥胖症患者减肥后血浆中 T3 水平下降，因此曾主张在极低热量饮食中加入 T3，防止减肥过程中患者的代谢率下降，以提高减肥效果。这种方法在短期内确实使患者的减重幅度增加，但甲状腺激素所致的体重下降中的 75% 源于瘦体重（肌肉、骨骼所占的体重为瘦体重），而不是减脂肪。

甲状腺激素使蛋白质分解加快，增加骨钙的丢失，可能引起肌病和骨软化。它还可损害心血管系统，老年人易加重冠心病及诱发心绞痛。此外，外源性甲状腺素还可抑制内源性甲状腺素的分泌。美国 FDA 已正式提出，在甲状腺素的药物标签上必须注明"不可用于减肥治疗"。近年研究认为，用极低热量饮食治疗的肥胖症患者体内 T3 水平降低，可能是机体防止其蛋白质丢失的一种保护性措施。因此不主张用甲状腺激素减肥。

（2）同化激素。苯丙酸诺龙等可通过消耗脂肪减轻体重，并增加蛋白质的合成。脱氢表雄酮可以增加代谢率，减少脂肪合成和沉积，增加蛋白质的合成，并可影响甲状腺素的释放，从而减轻体重。

（3）生长激素。生长激素对人类脂肪组织的发育具有重要作用，尤其是对 20 岁前的年轻人。有研究表明，脂肪细胞长期暴露在生长激素中，基础状态下及胰岛素刺激的葡萄糖转运及利用能力降低，脂肪合成减少。生长激素还可直接增加脂肪分解，加强肾上腺素促进脂肪分解的作用。生长激素激活脂肪分解的作用可能与其增加激素敏感性脂酶有关。儿童及成人的生长激素缺乏均可导致肥胖，因此，生长激素对这类肥胖症有很好的疗效。有人将生长激素用于单纯性肥胖，尤其是儿童肥胖症的治疗，但其有效的减肥剂量尚无定论。生长激素使机体产热增加，注射生长激素后体脂减少，同时使瘦体重增加，它还可使低热量饮食者的蛋白丢失减少。尽管如此，因其有致肢端肥大症的作用，故生长激素用于肥胖症的治疗尚有争论。澳大利亚研究小组研制出一种生长激素类似物，它一方面特异性地增强脂肪分解酶的活性，促进脂解，另一方面又直接抑制脂肪积聚，从而达到减肥效果。这种类似物没有生长激素的其他作用，动物试验尚没有发现其潜在的毒副作用，或许将会成为具有发展前景的减肥药物。

（4）胰岛素样生长因子–1（IGF–1）。该因子缺乏可导致肥胖和轻度高脂血症。例如，Laron综合征患者，由于生长激素受体缺陷，循环血中生长激素异常升高，而IGF–1水平很低。用重组DNA方法人工合成的IGF–1以每日 $50 \sim 150 \mu g/kg$ 长期皮下注射，可显著减少皮下脂肪的含量，并降低血清胆固醇水平，同时瘦体重增加。IGF–1可直接增加脂肪的分解代谢，并可降低胰岛素抵抗患者的血胰岛素水平，增加胰岛素敏感性，这可能是其降低体内脂肪含量的缘故。

怎样评价中药的减肥作用

传统中药主要为植物中具有减肥作用的药物，如麻黄、山楂、

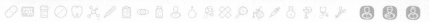

大黄等，茶叶、可可等亦具有减肥作用。植物减肥药的作用机制各不相同。如麻黄、茶叶等通过兴奋中枢、增加饱腹感或增加能量消耗等达到减肥目的。山楂可降低血脂、减少脂肪利用。

大黄可使小鼠胃排空时间延长，摄食减少，肠内容物移动速度加快，引起腹泻、脂肪吸收减少，同时作用于脂肪细胞，引起局灶性脂肪溶解。大黄还有降低血脂和血压的作用。可通过增加饱腹感、减少胃肠道消化液的量，提高热量的生成等减轻体重。脂必妥为一有效的降血脂药，其有效成分是红曲。近年来有报道，用脂必妥治疗单纯性肥胖收到良好的效果，其减肥作用可能与减少脂肪吸收有关。该药可显著降低血清甘油三酯及低密度脂蛋白胆固醇，升高高密度脂蛋白胆固醇。目前国内应用的一些减肥茶以多种中药成分合制而成，具有一定的减肥作用，不良反应较少。

怎样正确应用减肥药

在考虑减肥药治疗时，应仔细权衡治疗的潜在危险和患者持续减肥的潜在效益。当决定应用药物治疗时，还要注意下述问题。

（1）用药时机。食欲抑制药可用于成年肥胖者及经过选择的青少年肥胖者。在应用了饮食限制、运动及行为疗法后仍未起效时，可以选用这类药物。食欲抑制药可使饥饿感降低，体重迅速下降。在综合治疗中，如果经调整剂量或已经使用了最大耐受量的食欲抑制药达 3 ~ 4 周而体重仍未减轻，则应停止该类药物治疗；如果体重继续降低，则可再持续应用一段时间。

（2）用药的持续时间。有人主张食欲抑制药只能在饮食控制等效果不佳时短期应用，但亦有人认为食欲抑制药可以较长时间使用，以保持减肥疗效，防止体重回升。将作用机制不同的食欲抑制药合用可以增加疗效，如将小剂量的苯丁胺与芬氟拉明合用，可减少耐受性的发生，增强疗效而不良反应减少，可连续应用半年左右。芬氟拉明服用 1 年仍能保持疗效。但长期应用吗吲哚可导致高胰岛素血症，长期治疗时效果降低。食欲抑制药长期治疗究竟应持续多久尚无定论，多数患者在 12 ~ 24 周内达到减肥目的，此后可在必要时（如节假日食品丰富时）间断服药以保持疗效。把握适当时机用药可减少肥胖治疗时体重波动，停药后能否保持减肥效果，还须依其他综合因素而定。

（3）联合用药。大多数有效减肥药均有不同程度的不良反应，大剂量应用时，尤其容易发生。将作用机制不同的药物合用，可以增强减肥疗效，减少药物用量，减少不良反应的发生率。

例如将食欲抑制药芬氟拉明和苯丁胺合用，由于其对摄食行为的影响机制不同，前者通过增强 5- 羟色胺系统，后者通过增强儿茶酚胺类作用产生食欲抑制。二者合用时各药剂量减少，但食欲抑制作用增强，减肥疗效不亚于其中任何一种的足量应用，而不良反应减少。长期应用吗吲哚可导致高胰岛素血症，故长期使用时疗效降低，若合用胰岛素增敏剂如罗格列酮、二甲双胍等则可纠正吗吲哚的不良影响，增强疗效。麻黄碱与咖啡因合用，由于后者可以阻断突触前膜腺苷 A1 受体，因而阻断对内源性去甲肾上腺素释放的抑制，故可增强麻黄碱的食欲抑制作用，增强脂肪分解，因而合用可显著降低肥胖症患者的体重。中药减肥药与小剂量食欲抑制药合用如大黄片与小剂量芬氟拉明合用可降低不良反应发生率，亦能达到良好的减肥效果。

（4）特殊人群用药。青少年正处于生长发育阶段，对其减肥的治疗必须经过严格的筛选才能用药，并且必须进行严格的用药监护。有研究认为，芬氟拉明、吗吲哚、生长激素及小剂量的甲状腺激素治疗儿童肥胖症一般不影响其生长发育。妊娠期和哺乳期间禁用食欲抑制药，因可能会影响胎儿发育及幼儿生长，其他减肥药也不推荐使用。

（5）不良反应与选药。绝大多数的食欲抑制药及增加能量消耗的减肥药都可以产生不同程度的中枢神经系统兴奋作用，表现出易激惹症状、失眠、欣快感等。易感者及长期用药者可发生依赖性，造成滥用，成瘾者突然停药会出现戒断症状，尤以苯丙胺易成瘾，故已禁止苯丙胺及含有苯丙胺的复合制剂用于减肥，其他也易产生依赖的苯丙胺类食欲抑制药如苄非他明、甲苯丙胺只宜作为二线药物用于减肥。芬氟拉明主要作用于 5- 羟色胺而非儿茶酚胺，故不良反应主要表现为镇静作用，可造成抑郁症，大剂量则可产生兴奋作用，长期用药后突然停药可造成严重的抑郁，故用本品不能以间断的方式给药。食欲抑制药及增加能量消耗的中枢兴奋药、甲状腺素等，通过兴奋交感神经系统而产生口干、瞳孔放大、视力模糊、头晕、心动过速、血压升高、心律失常、出汗等，故高血压、心绞痛、甲状腺功能亢进患者不宜应用。使用吗吲哚及常用剂量的芬氟拉明时，上述不良反应的发生率较低。一般患者在应用上述减肥药出现明确体重减轻时可以伴有血压下降，易感者则出现血压升高及心动过速。使用脂肪酶抑制剂及葡萄糖苷酶抑制药等胃肠道反应较多，前者还可影响脂溶性维生素的吸收，故长期应用应慎重。

（6）药物的相互作用。从理论上讲大多数食欲抑制药都能促使肾上腺素能神经元释放去甲肾上腺素和多巴胺，并能阻止这些递质被神经末梢再摄取，引起血压升高，并影响降压药的作用。但常用量的食欲抑制药对一般降压药作用的干扰无明显的临床意义。尽管如此，在治疗的最初 4 ～ 6 周仍应每周监测血压。抑制食欲的药物与单胺氧化酶抑制剂合用，由于后者抑制内源性儿茶酚胺的氧化失活，加强这类递质的作用，故可致高血压危象，因此 2 周内应用过任何单胺氧化酶抑制剂的患者禁用食欲抑制药。同时服用碱性药物可增加食欲抑制药的血浆浓度，尿液酸化剂则可使血药浓度下降。

总之，减肥应在专家指导下在饮食、运动、行为疗法基础上选用正规、合适的药物辅助治疗。切忌把减肥药物作为主要手段，不注意饮食、运动及改变行为，这样停药后很容易出现反弹。

有些人对肥胖症的危害没有足够的认识，不主动治疗，最终会导致各种慢性并发症，严重危害身体健康。而一味追求形体美而过度减肥也是不足取的。

使用减肥药物的注意事项

理想的减肥药物应具备下列条件：减轻体重，并维持下降的体重不反弹；选择性地减掉脂肪而不会消耗蛋白质；改善肥胖症患者体内的代谢紊乱；安全、副作用小，几乎无上瘾滥用的可能。

减肥药物大体上可分为 3 种类型：中枢食欲抑制剂；抑制肠道消化吸收的药物；增加能量消耗、加速新陈代谢的药物。奥利司他、芬特明和西布曲明是美国食品和药品委员会（FDA）批准的 3 个主要的治疗肥胖症的药物。

奥利司他是一种强效的选择性胃肠道胰脂肪酶抑制剂，可阻断 30% 饮食脂肪的吸收，是新近上市的减肥药物。该药为目前市场上唯一的一个非中枢作用的减重药，具有疗效肯定，副作用小，可以长期使用的特点。上市以来受到许多肥胖症患者的欢迎。芬特明是一种食欲抑制剂，已使用多年，单独使用不会出现与芬氟拉明联合使用时增加瓣膜反流的副作用。该药的副作用是具有一定的成瘾性，FDA 规定使用芬特明的疗程不超过 12 周。西布曲明是一种可长期使用的中枢食欲抑制剂，为 5- 羟色胺和去甲肾上腺素再摄取抑制剂。通过抑制 5- 羟色胺的再摄取，提高饱食感，减少能量摄入，同时使产热增加，可消耗更多的能量。西布曲明的副作用有失眠、口干、乏力和便秘，具有一定的成瘾性。该药可轻度升高血压，故与其他有升高血压倾向的药物合用时应谨慎。有研究报道，芬氟拉明可增加原发性肺动脉高压和心瓣膜病的发病率，1997 年 FDA 已宣布停用。但对此尚有争议，目前在欧洲，该药仍在使用，在我国，目前认为该药单独使用是安全的，且价廉，故仍在使用。建议其用药时间不超过 6 个月。使用减肥药物应注意做到以下几点。

（1）在专业临床医生的指导下用药。目前，在我国临床上常规用于治疗肥胖症的药物只有前述的奥利司他、西布曲明、芬特明、芬氟拉明4种药物。从理论上讲，各种减肥药物都有不良反应，而且药物并不能从根本上改变造成肥胖的行为特征和环境因素，以上这些药物也都存在不同程度的副作用，并且有各自的禁忌证。

因此，减肥药物应严格按规定使用，并且在使用的过程中监测疗效、安全性和治疗反应，绝不能擅自滥用。肥胖症的药物治疗必须在专业临床医生的指导下实施。

（2）严格掌握适应证和禁忌证。通常，药物治疗不作为减肥的首选。药物治疗是饮食运动疗法的辅助手段，可以增加减肥的效果和患者的顺应性，从而把减肥坚持下来。并非所有减肥者均需药物治疗，脱离饮食控制和运动锻炼而仅仅依赖药物不能达到减肥的目的。只有 BMI>30kg/m^2，无肥胖并发症的患者以及 BMI>27kg/m^2 伴肥胖并发症，经饮食、运动、行为治疗不能奏效时，才考虑选择药物作为辅助治疗。西布曲明、芬氟拉明和芬特明都属于中枢食欲抑制药，西布曲明同时还有加快新陈代谢的作用。这些药物都可产生不同程度的中枢神经系统兴奋作用，表现出易激惹症状、失眠、欣快感等。通过兴奋交感神经系统产生口干、头晕、血压升高、出汗、心率加快等，因此肥胖症伴高血压患者应慎用，冠心病、充血性心力衰竭、心律失常和脑卒中的患者应禁用。脂肪酶抑制剂如奥利司

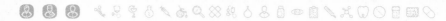

他常因增加肠道排气、排脂而影响脂溶性维生素的吸收，故长期使用亦应慎重。

（3）针对不同的病因和病情选择相应的治疗药物。上述减肥药物各有不同的使用对象和不良反应。因此，在选择药物时要权衡利弊，用药要有针对性。如果肥胖与长期高脂饮食有关且难以坚持严格的低脂饮食治疗的患者，应选择奥利司他抑制摄入脂肪的吸收。而对于食欲特别旺盛，或者饮食控制时难以抵制进食欲望的患者，应选择芬特明、芬氟拉明、西布曲明辅助治疗，使饮食控制得以坚持。由于西布曲明还有促进代谢的作用，所以该药也适用于代谢率低，热能消耗少的肥胖症患者。

减肥药急性中毒怎样处理

减肥药应用过量时，可出现中毒，药物的兴奋作用加剧，如躁动、高血压、心动过速、瞳孔散大、语言迟钝、共济失调、震颤、发冷、反射亢进、呼吸急促、发热、头痛，以及幻视、幻听和类偏执狂样妄想等中毒性的精神症状，严重者可出现高热、胸痛、急性循环衰竭、惊厥、昏迷，甚至死亡。芬氟拉明中毒可发生旋转性眼球震颤和下颌持续震颤，还可发生明显的嗜睡或兴奋症状。

治疗原则为立即停止用药，尽可能给患者洗胃和催吐，并将患者置于安静的环境中特别护理，并予以对症治疗。如降压、降温、维持呼吸循环系统稳定等。酸化尿液可促进一部分 β-苯乙胺类药物排出。抗精神病药如氯丙嗪等用于有严重精神系统兴奋的患者，可产生较好的疗效。如短期内用过抗胆碱药物，则可改用抗胆碱作用不明显的抗精神病药如氟哌啶醇。

手术减肥常用的方法

肥胖的手术治疗包括病态肥胖的胃肠道手术和局部脂肪堆积的局部去脂术。

胃肠道手术包括小肠旁路术、胃成形术和胃旁路术。其中小肠旁路术因为并发症极其严重，有的后果不可预测，甚至不可挽回，目前已被淘汰。目前较为流行的是胃成形术和胃旁路术。两种术式各有优缺点：胃成形术虽体重下降相对较少，体重容易回升，但手术简单，并发症少，目前在国外较为流行；胃旁路术虽然手术较复杂，并发症特别是营养缺乏症发生较多，但体重减轻持续有效，如果术后注意补充调整营养状况，可以获得安全有效的效果。

肥胖症患者的过多脂肪主要堆积在腹部、髂腰部、臀部、大腿内外侧、乳房、上臂内侧、小腿、下颌颈部等。脂肪在这些部位的堆积，造成局部隆起，轻者影响形体美，严重者因过多脂肪堆积，形成松垂状，如腹部的围裙状畸形，不仅影响形体美观，而且会造成行动上的不便和生活上的种种困难。治疗局部脂肪堆积的局部去脂术，包括针对局部脂肪堆积膨起的脂肪抽吸术，以及针对局部皮肤脂肪松弛的皮肤脂肪切除术。前者有湿性法抽吸术、肿胀法抽脂术及超声脂肪抽吸术。与湿性法抽吸术即传统的脂肪抽吸术相比，肿胀法和超声脂肪抽吸术的损伤小，并发症程度轻，因而越来越多地受到医生和患者的青睐。肿胀法抽脂术于 1987 年由 Klein 推出，即在湿性法的基础上，局部用大量低浓度的局麻药、1：1000 的肾上腺素、碳酸氢钠和生理盐水混合溶液局部注射后进行抽吸，具有失血少、安全、迅速吸出大量脂肪、麻醉时间长等优点。

超声脂肪抽吸术由 Zocchi 于 1992 年首创。该术是超声波结合肿胀法技术，用超声波作用于疏松、肿胀的脂肪，使之产生乳化作用，再将乳化液吸除。该方法具有失血少，并发症少的优点，但吸脂效率低，操作时间长。

超声波吸脂减肥的原理

超声脂肪抽吸术，也称为超声脂肪塑形术。其原理是通过超声发生器将电能变为高频能，产生超过 16kHz 的超声波。超声装置的工作范围在 20 ~ 40kHz 之间。由于脂肪组织较疏松，黏合力差，超声波作用于皮下脂肪组织发生理化及生物学效应。包括：微小的机械运动；形成空腔现象，系超声波膨胀循环产生的负压而出现微小空腔；热效应。在脂肪细胞极度肿胀的情况下，通过超声波的能量作用，有选择地液化脂肪细胞（碎脂），使脂肪细胞数量减少。细胞碎片混杂着细胞内的液体基质（脂肪酸）进入细胞间隙，与细胞间液以及注入的低浓度盐水和蒸馏水形成稳定的乳剂（脂肪液化），再让液状的黄油液体样脂肪从小切口处流出或被负压吸出。

超声波吸脂术主要适用于局部脂肪堆积的轻、中度肥胖症患者。生理性周身弥漫性肥胖在活动时（如弯腰、下蹲、步行）受影响，也可经此手术得到改善，并部分改变其外形。进行脂肪抽吸术的患者，应局部皮肤弹性良好，术后皮肤才可自行回缩，达到局部平整。因此，该术特别适合于皮肤弹性良好的年轻人，最大年龄可到 40 ~ 50 岁。

值得注意的是，超声波吸脂术多数在门诊进行，因此术前应常规检查心电图、胸透、血尿常规、出凝血时间、血脂、肝肾功能测定等项目，以保证手术的安全。

术后近期并发症主要是手术部位局部积液，经穿刺抽液、包扎处理即可。部分患者会出现皮肤轻度麻木和皮下硬块，手术后 2～4 周会自行消失，理疗有助于皮下硬块消退。

超声波吸脂减肥属于局部减肥，身体局部减肥以在采取全身综合减肥措施的同时进行局部去脂术效果较好。以往的负压吸脂术由于单纯负压的力量仅是作用于薄弱区，使吸出的脂肪不均匀，易造成局部凹凸不平等副作用，因而效果并不能令人满意，且可能发生血肿、皮肤感觉减退、感染、出血、肺脂肪栓塞等并发症，体外超声波吸脂的优点是对组织、皮下的动、静脉及淋巴组织、血管、神经都不损伤，而且具有疗效确切，损伤轻微，失血量少，并发症少，术后恢复快等优点。由于超声波对皮肤的刺激引起皮肤收缩，产生紧缩皮肤的作用，因此，该术吸脂平坦，皮肤表面光滑平整，皮肤凹凸不平、坏死的现象很少见。

在美国每年有几十万人做吸脂手术。现在发达国家采用先进的微电脑控制的体外超声波吸脂设备进行吸脂减肥，由于设备先进、可靠、吸脂减肥效果好，而且并发症较少，目前在我国也逐渐引进了这些设备。

超声波吸脂术仍有以下缺点：效率较低，手术时间长；吸出的脂肪组织已被破坏，不能用作填充组织；仪器价格昂贵。

肿胀吸脂术的特点

肿胀吸脂术是在手术部位注射大量低浓度局麻药和生理盐水，具有减少出血，延长麻醉时间的效果。与传统的吸脂术相比，肿胀吸脂术具有下列优点：出血量少，每抽吸 100mL，出血量仅为 10 ~ 20mL；术后恢复快；麻醉效果好，该术不仅不需要全麻，减少了全麻的危险性，而且术后麻醉时间长久；局部抽吸脂肪效果理想。肿胀法使脂肪细胞增大，扩大了局部脂肪的厚度，既容易抽吸，又易随时对抽吸部位进行修整，并能最大限度地吸除局部脂肪，效果佳。对传统吸脂术难以达到效果的部位如小腿后部、大腿内侧，也能获得理想效果。

以往的吸脂术采用的是一种干性锐性吸脂术，即不注射任何药物，通过身体上小而隐蔽的切口，将吸脂器械置入需要吸脂区的皮下，通过切割作用将皮下脂肪切下并吸出。这种方法，常将血管神经损伤，手术的创面大，经常造成皮下瘀血，手术以后皮肤表面也凹凸不平。还可能出现感染，出血量较多，肺脂肪栓塞的发生率为0.01% ~ 0.1%。所以，这种手术方法目前已被淘汰。目前使用的肿胀吸脂术是超量灌注钝性吸脂术，又称为湿性吸脂术。这种方法是在需要吸脂的区域，灌注大量含肾上腺素、碳酸氢钠、低浓度利多卡因盐水的吸脂减肥膨胀液，使脂肪区肿胀，脂肪层细胞体积膨胀，继而变成液化状态，将吸脂器通过隐蔽的小切口置入吸脂区后，利用负压吸引将脂肪吸出。

与传统的脂肪抽吸术相比，肿胀吸脂术并发症的程度轻，恢复快。这是因为整个手术是在皮下无大血管和神经分布的脂肪层内进行，所以不容易损伤小血管、神经，组织损伤小，吸脂量大，出血也少，术后皮肤不易出现皱褶，而且体重也不易反弹。

脂肪抽吸术的适应证和术前检查与超声脂肪抽吸术基本相同。特别要注意排除肥胖症的并发症，患有糖尿病、心、肺、肝、肾严重疾病的肥胖者不能行肿胀吸脂术。最适合行肿胀吸脂术的肥胖者，医学上称其为脂肪堆积症患者。脂肪堆积症是肥胖的一种类型，以局部为主，好发于腹部、腰、大腿、小腿、上臂、下巴、脸颊等。这些部位的脂肪明显偏厚，与身体其他部位比较有畸形感，影响形体美和健康。中心性肥胖症患者经过手术会收到非常好的效果。对于全身弥漫性单纯性肥胖，在活动时（如弯腰、下蹲、步行）感到诸多不便，也可经此手术得到改善，并部分改变其形体外观。

吸脂术后应注意饮食调节，加强体育锻炼。术后还应穿弹力加压服 3 ~ 6 个月，下肢穿的时间更长，一般 1 年左右为宜。

如果手术后不控制饮食，非手术区的肥胖会更加明显。

何谓局部皮肤脂肪切除术

局部皮肤脂肪切除术主要应用于治疗局部皮肤脂肪松弛的肥胖症患者。通过切除局部松弛的皮肤脂肪，或同时紧缩深部筋膜组织，以矫正局部过度膨起，改善形体外观以及工作、生活上的不便。根据局部皮肤脂肪松垂的好发部位而有腹部、臀部、大腿内侧、上臂内侧等皮肤脂肪切除术，其中以下腹部为最多。

一些中年发福的人和产后妇女，尤其容易发生下腹部的脂肪堆积，造成腹部皮肤的松弛，同时伴有肌肉甚至内脏的下垂，严重者腹部呈"围裙状"外观，不仅严重影响形体美，而且给患者的生活和工作造成极大不便。因此，腹部皮肤脂肪切除术的适应证主要是腹部脂肪堆积，伴腹部皮肤松垂，或腹壁脂肪堆积伴产后妊娠纹，以及腹部术后瘢痕。通过手术切除松弛的皮肤和皮下脂肪，使分离的腹直肌并拢，缩紧松弛的筋膜，以达到改善形体和解决腹壁松垂造成不适的目的。并不是说符合上述条件的人都可以做这个手术，有妊娠愿望、重要器官有严重的慢性疾病、瘢痕体质、精神病患者为手术的禁忌者。

上肢由于经常裸露在外，会使手术瘢痕显而易见，所以当上肢只有单纯的脂肪堆积而没有明显的皮肤松弛的时候，尽量不要用手术的方法解决。只有当年龄增长，脂肪含量逐渐减少，上臂局部皮肤松弛下垂，尤其是下垂的皮肤呈现袖套状时才适合手术。

从臀部到大腿中部也是脂肪堆积的高发部位，臀部和大腿皮肤脂肪切除术主要治疗大转子部位脂肪异常堆积症，大腿内侧及前侧皮肤脂肪松弛，臀部脂肪肥厚下垂。

腹部皮肤脂肪切除2天后患者即可下床活动，1周后可恢复正常生活，4周后可进行体育锻炼，但在手术后3个月内都要用弹力腰围加以固定。这种手术的并发症主要是伤口血肿，但手术后局部加压包扎和创口引流可以防止血肿的发生。脂肪组织的抗感染能力较差，所以手术后也易发生感染，需应用有效足够的抗生素进行预防。如果出现手术部位的皮肤坏死，则需将坏死部位的皮肤切除重新缝合。因缝合部位的皮肤张力较大，较易出现皮肤瘢痕，大约经过6个月开始好转，瘢痕明显的，可以再次予以手术切除。如果手术过程中损伤了感觉神经，可以表现为皮肤感觉异常和麻木感，一般在6个月以后就会恢复正常。

最严重的并发症是肺栓塞，大约有1%的发生率，一旦发生则病死率较高。

臀部、大腿皮肤脂肪切除术前3天要少进不易消化的食物，手术当天还要进行清洁灌肠。术后需留置导尿管，卧床5天，1周内仍要进易消化食物，1个月内不能进行剧烈活动，3个月内必须穿弹力裤。并发症最多见的是皮肤瘢痕和下肢水肿。

上肢皮肤脂肪切除术容易产生神经损伤和上肢肿胀现象，故术后2～3个月内也必须用弹力绷带压迫。

外用减肥仪的作用

肥胖者由于脂肪细胞的体积增大、数量增多，会使含淋巴液的皮下组织和含血液的毛细血管网络组织受到压迫，新陈代谢循环功能下降，水分与毒素滞留在体内，出现皮肤组织红肿等现象，皮肤表面因而变得粗糙不平滑，出现一般所谓的"橘皮"现象，在医学上被称为蜂窝织炎。而蜂窝织炎最容易产生的部位，以腹部、臀部、大腿、手臂、腰部这些肥胖的高发部位为最多。因此，局部肥胖是导致蜂窝织炎产生的重要原因之一。那么，有没有可能将这些部位的脂肪细胞变小呢？人体在正常情况下是可以把储存的能量再分解转化为能量的，这一过程称之为脂肪动员。脂肪动员是把脂肪细胞

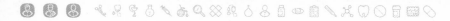

中绝大部分的三酰甘油水解成脂肪酸和甘油，并使之离开脂肪细胞，再通过一系列的特殊分解途径，最后转化为能量、二氧化碳和水被人体消耗。当脂肪细胞中的三酰甘油不断减少时，细胞的体积就越来越小，从而使人体皮下的脂肪层变薄。外用减肥仪正是利用了人体自身消耗脂肪的这一正常途径，让活性成分经皮肤吸收后，进入到皮下脂肪组织的细胞内，从而活化了其脂肪分解的过程，使脂肪细胞内的脂肪消耗大于脂肪储存，脂肪细胞的体积逐渐缩小，有形的脂肪组织被转化为无形的能量逐渐消耗，从而达到减肥的目的。

局部减肥的治疗通常使用外用减肥仪。这种仪器利用"交叉感电流"，产生"热疗"效应，使局部皮肤的温度明显升高，皮肤毛细血管扩张，微循环功能加强，血液循环通畅，促进局部组织的新陈代谢，同时将外用减肥剂的有效活性成分导入皮下组织中，增强皮肤对活性成分的吸收能力，活化脂肪的分解过程，引流出表面组织中的滞留水分，也使该部分的血液与淋巴液的交换得到改善。这样不仅改善了细胞的功能，而且也促进了毒素废物的排出，从而改善蜂窝织炎的状况，使身体局部的脂肪量减少。"交叉感电流"还可以发出一种断续性电流，产生与天然运动极为相似的肌肉收缩，可强化肌肉，改善局部肌肉松弛的现象。有些减肥仪还增加了电磁功能，希望能在脂肪运动的同时，借助磁场使脂肪细胞和表面细胞活化，排列均匀。由于这种减肥方法没有减肥药可能产生的肝、肾损害，因此是比较安全的。

它可以使身体里长期囤积的脂肪被"燃烧"，不降低基础代谢率，也不会因增进食欲导致体重迅速反弹，是一种较好的减肥方法。

但是说它能够消脂肪、降血脂、提高免疫功能等，显然是夸大了它的疗效，也是不可信的。

使用外用减肥仪时，可能会出现轻微的腹部不适、腹泻、腹痛以及局部皮肤红肿、瘙痒等症状，这是它初期常见的反应，此时应暂停使用，等身体恢复后再从最小的强度开始适应。但如果上述症状加重，应该立即停用，去医院找医生检查。

外用减肥仪针对性强，如果应用方法得当，往往能取得比较理想的减肥效果。但这只是减肥的一种手段，不具备太多的神奇功能，还应注意循序渐进，运动量和运动强度都要逐渐增加，让身体充分适应。有些人用了一段时间外用减肥仪后，感觉腰腹部的脂肪并没有明显减少，那是因为外用减肥仪见效较慢，一般需要坚持较长一段时间才会有疗效，故应持之以恒。而且选择外用减肥仪进行局部减肥，疗程一定要规律化，因为外用减肥仪是利用人体脂肪储存与分解这一动态平衡过程中，加速脂肪分解这一步骤而达到治疗效果的，必须有连续不断的疗程，才能使这一过程更有利于脂肪分解大于脂肪储存，从而达到瘦身的目的。使用外用减肥仪的同时也应注意运动与饮食的配合，如果多吃少动，继续以往不良的生活习惯，是达不到减肥的目的的。同时最好在应用前能够首先进行有氧运动30 ~ 40分钟，让体内脂肪充分"预热"，有助于取得更好的效果。须注意的是，孕妇、乳母和手术后未愈的肥胖者不要使用外用减肥仪进行减肥。

针灸减肥法

针灸减肥无明显副作用，是一种安全、有效的方法，肥胖者不妨一试。研究发现，针刺可使基础胃活动水平降低，餐后胃排空延迟。单纯性肥胖者血中 5- 羟色胺水平高于正常体重者，针刺能降低肥胖症患者血中 5- 羟色胺水平，使生理功能恢复正常。减肥的针法很多，常用的有以下几种：穴位埋针法；穴位透刺法；体穴配耳穴；体针辨证施治；耳穴压豆及耳针减肥法；头针疗法；梅花针；电针疗法等。肥胖症患者可以到专门的中医减肥门诊，根据病情选择相应的针灸方法。

推拿减肥法

推拿按摩可协调体内各系统的功能，疏通瘀滞，从而取得减肥的效果。常用的方法如下。

（1）全身点穴疗法。通过辨证，找出其病因所在，实施点穴按摩，对相应的脏腑经络加以疏导。

（2）局部推拿减肥法。腹部以摩、按、拿、揉、分法为主，除了促进肠蠕动和腹肌收缩，还可以促进大网膜和腹部脂肪的分解，疏通脂肪的消耗渠道。胸背、腰腹部主要以推、按、拿为主。推拿不宜过重，以防伤及胸骨和肋骨。臀部以按、揉为主，手法宜重。面、颈部主要以揉、捏、分、拍为主，手法由轻至重，由额、颊、鼻、颌、耳、颈、头顶部顺序推拿。

（3）气功按摩减肥法。在按摩的同时，医生和患者共同配合做一些简易气功。最为简易的方法就是医生将拇指、掌跟或手掌，按压在患者的某个部位，然后让患者作腹式吐纳。医生根据其呼吸的深浅、强弱分别配以不同的手法，直至患者被治疗部位有发热感或者感到向远端放射为止。

（4）捏脊减肥法。脊在背部的正中，为经络中的督脉循行路线。督脉又有督全身之阳气、络全身之阴气的功能。通过捏脊可以调理阴阳之气，使阴阳得到平衡。此外，脊柱的两侧是足太阳膀胱经的循行路线，这条经脉上有心、肺、肝、胆、脾、胃、肾、大肠等俞穴，这些穴位能够有效地治疗本脏、本腑的有关病症。在捏脊时可根据不同的病症，捏提相应的背俞穴以加强疗效。

（5）足底按摩。与肥胖有关的经络，如脾、胃、肝、肾、膀胱等均在足部终始或交接。而足底承接一身之重量，其经脉气血在足部穴位极易壅滞，因而足底的穴位很有诊断和治疗的价值。

足底按摩的穴位治疗非常疼痛，应循序渐进，随着病情的好转，疼痛可逐渐减轻，甚至不再疼痛。故足底按摩时穴位的疼痛程度既可以衡量病情轻重，又可以用以判断治疗效果。此外，单纯足底按摩疗程比较长，应配合其他疗法，特别是应结合全身按摩进行，这样可以提高效果，缩短疗程。

第 5 章

康复调养
三分治疗七分养，自我保健恢复早

何谓肥胖症的三级预防

肥胖症的预防模式包括以下三级。

（1）普遍性预防。普遍性预防是针对人群总体的预防措施。以稳定肥胖水平并最终减少肥胖症的发生率，从而降低肥胖症患病率为目的。主要通过改善膳食结构、提倡适当运动和改变生活方式，减少肥胖相关疾病，达到普遍性预防的目的。具体做法如下。

①提高人群的减肥保健知识。充分认识肥胖是一种疾病以及肥胖对人体的危害。彻底改变"胖是福气，胖能长寿"的错误观念。了解婴幼儿、青春期、妊娠前后、中年以后以及更年期是肥胖的易发阶段，应特别注意采取措施预防肥胖。

②采用健康平衡膳食。养成科学合理的膳食习惯。保证每餐有足够的淀粉类食物，膳食中应有足够的蛋白质、维生素、矿物质、微量元素、必需脂肪酸以及其他必需的营养成分。少食油腻食物，多食蔬菜和纤维食物以满足饱腹感，少食零食和甜食，不吃夜宵。

③加强体育锻炼。经常参加散步、打球、慢跑、游泳、爬山等户外运动。运动方式应适合个人的具体情况，循序渐进，持之以恒。既能增强体质，使形体健美，又能预防肥胖症的发生。

④良好的生活习惯。合理的营养饮食，定时、定量进餐。既保

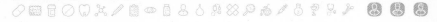

证正常工作生活需要，又能避免过多能量的贮存。不同年龄的人应安排和调整好自己的睡眠时间，既要满足生理需要，又不能睡眠太多。

⑤保持正常健康的心态。良好的情绪能使体内各系统生理功能正常运行。情绪抑郁会使机体的生理功能发生紊乱，代谢缓慢。如果再加上运动量不足，就容易造成脂肪堆积而发生肥胖。

⑥预防肥胖应从幼年开始。妊娠后期在保证孕期营养需求的基础上，应注意避免热量和营养摄入过剩，以避免产生超重新生儿。婴儿出生后应坚持母乳喂养。婴幼儿期应定时到儿科门诊作生长发育监测。自幼养成良好的膳食习惯，坚持平衡膳食。幼儿期和青春期是容易发生肥胖的年龄阶段，家庭成员应及早对他们进行健康知识教育，加强膳食和运动指导。

（2）选择性预防。选择性预防的目的在于对肥胖症高危人群进行教育，使他们能自觉地抵御这些危险因素。比如有遗传性危险因素者为肥胖症的易患人群，对这些人群要重点预防。这种预防可在社区、学校以及一级预防场所进行。

（3）针对性预防。针对性预防是在已经超重或者具有肥胖的生物学指标，但尚不属于肥胖的人群中进行。目的在于预防体重的增加以及降低与肥胖相关疾病的患病率。这些人发生肥胖症及肥胖相关疾病的危险性极高。已经存在肥胖相关性疾病如心血管疾病、2型

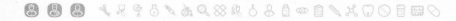

糖尿病、血脂异常，或者有上述疾病的高危因素的人群为针对性预防的主要对象。可通过饮食控制，加强体力活动，改变生活方式等有效措施积极进行。但是需要患者长期不懈地坚持，方能奏效。必要时可使用药物干预治疗。

预防肥胖症应从何时开始

肥胖一旦发生，其治疗仍是较为棘手的事。减肥的方法不少，但总的疗效还不能令人满意，减肥需花费很大力气，巩固疗效也很困难，治疗稍一放松，体重便会反弹。因此，应防患于未然，采取必要措施，把肥胖消灭在萌芽状态。理想的预防肥胖症的方案应该从妊娠末期开始，良好的饮食生活习惯应从出生时就注意养成，主要原因如下。

（1）脂肪组织的生长发育有两种方式。增生性生长，细胞进行分裂使细胞数目增多；肥大性生长，由于脂肪在细胞内大量沉积而使细胞体积增大。脂肪细胞在人的青春期以前，既有增生性生长也有肥大性生长。青春期以后，脂肪库的脂肪细胞数目稳定不变，倘若营养过剩，则出现肥大性生长，但不会出现增生性生长。研究表明，脂肪细胞的增加在人的一生中有3个敏感时期：第1个是胎儿期，从妊娠 30 周至出生前；第 2 个是乳儿期，为出生后到 1 岁末，也可能超过 1 岁。这两期由于脂肪细胞增殖活跃，因此很容易因母体或婴儿营养过度而致脂肪细胞数目过多，故称之为脂肪细胞增生的"敏感期"。第 3 个是青春期，敏感程度不如以上两期。可见，婴幼儿时期脂肪细胞过度增生为终生打下了脂肪细胞库容积增大的基础。婴儿期和儿童期增加的脂肪细胞数，在人的一生中都不会减少。从妊娠末期到出生后 1 年左右为脂肪组织和脂肪细胞增长的关键时期，抓住这一时机，给予科学的营养措施，预防不必要的营养过度，对于终生预防肥胖都有着深远意义。

（2）人的饮食习惯形成以后往往难于改变，幼儿期养成的不良习惯到成年后非常难以纠正。在幼儿期，小孩子往往被视为掌上明珠，孩子爱吃什么就买什么，吃得越多越好，认为只要孩子能吃就是健康，这样就娇惯了幼儿，使之养成不良的饮食习惯，培养了小胖墩，长大后变成大胖子，使减肥难度大大增加。而从小养成的饮食无节制的习惯，促使胃肠功能活动增强，胃排空过快，易产生饥饿感，进食增多，可加重肥胖，形成恶性循环，日后减肥就会非常困难。况且小胖墩们常常好吃懒动，一活动就气喘吁吁，活动量少也加重了肥胖的发展。此外，儿童期肥胖将影响其成年后的健康，成为糖尿病、高血压、血脂异常等疾病的诱因。因此，预防肥胖的最佳时机应是在饮食习惯正在形成、尚不牢固，脂肪组织细胞尚未大量增生之前。

（3）遗传因素是肥胖的一个重要内在因素。有研究表明，父母体重正常者，其子女患肥胖症的概率为10%；而父母中一人或两人肥胖者，其子女患肥胖症的概率分别为50%和80%。因此，婴幼儿期的合理营养和有规律的生活，对防止超重有着非常重要的意义。

预防肥胖症要摒弃的不良生活习惯

（1）不良的饮食习惯。主要表现为：高脂高糖饮食、多食少餐、嗜好快餐、嗜好油炸食品、嗜好零食、贪食、嗜酒、不当节食、纵食、夜食、进食速度过快、高糖饮料代替饮水、边看电视边吃零食等。

（2）使体力活动减少的不良习惯。贪图安逸、懒于运动、以车代步、长时间看电视、上网、玩游戏、久坐、饭后静坐、贪睡、睡眠过多等。

（3）不良的情绪习惯。以过度进食来缓解紧张焦虑、心情不佳或者工作生活中的压力。

预防肥胖症应建立哪些良好的生活习惯

（1）要建立良好的饮食习惯，少吃零食、少喝酒、不偏食。吃饭讲究细嚼慢咽，这样可增加饱胀感，限制过度进食。按时进餐，不漏餐，尽可能均衡分配一天的摄食量。常言道"早饭吃饱、午饭吃好、晚饭吃少"，是有其科学道理的。不吃早餐的人往往不知不觉地在午餐和晚餐时摄食过量。而且，不吃早餐，由于缺乏了食物刺激胆汁分泌的过程，使胆汁积于胆囊内，易患胆囊炎和胆石症。晚饭后，人的活动量较少。"晚饭吃少"可以避免过多的热量在睡眠时储存起来。因此，做到"早饭吃饱、午饭吃好、晚饭吃少"，可预防肥胖症和胆石症等疾病。

（2）规定合理的膳食总热量以及对热量进行合理的分配。每日总热能摄入量控制在 4184 ~ 6276kJ（1000 ~ 1500kcal）。合理分配各种营养素的比例，糖类（米饭、面食）占 55% ~ 65%，蛋白质（鸡、鱼、肉、蛋、奶等）占 15%，脂肪（植物油、花生、核桃、芝麻等）占 35%，保证低热量饮食情况下有足够的维生素、微量元素、蛋白质等必须营养素的摄入。避免暴饮暴食、饮食要有节制。有些人只要看到喜欢吃的食物，即使不饿也要吃，以满足进食的欲望，这样就造成能量的过度摄入。

（3）注意食物的选择。多吃瘦肉、奶、水果、蔬菜和谷类食物，多吃纤维含量高的粗粮食品。少吃油炸、高脂、高糖的食物，如巧克力、含糖高的饮料、花生、瓜子等。讲究均衡饮食。这样不仅可以预防肥胖，还可以降低高血脂、糖尿病、心血管疾病等肥胖相关疾病的发病率。

（4）增加运动和体力活动，加强运动锻炼和体力活动是成功减肥、维持减肥后体重不再反弹的重要步骤。减重过程中，经常保持运动可以加速机体的新陈代谢，消耗体内脂肪。适宜的运动还可以改善患者的自我感觉和心理状态，缓解不良情绪。同时可降低血中总胆固醇和甘油三酯浓度，降低血压，减少糖尿病发生的危险。运动的方式可多种多样，可依年龄和习惯爱好而定，贵在坚持。肥胖症患者不必进行高强度运动，轻到中度即已足够。适合减肥的运动有：耐力性运动锻炼如长跑、游泳、骑车、爬楼梯等；力量性运动锻炼如仰卧起坐、哑铃操、广播操、拳术等；球类运动如排球、篮球、乒乓球、羽毛球等。如果每天能坚持 1 个小时的步行，对预防肥胖症会大有裨益。如果不控制饮食，单纯增加运动和体力活动较难减轻体重，而两者结合起来则会出现明显的减肥效果，减肥的速度也会更快。

（5）对挫折和压力要有良好的心态，用适度的运动或体力劳动而不是过食来缓解焦虑和紧张情绪是预防肥胖症的一剂良方。

总之，良好的生活习惯对于预防肥胖症以及其并发症如冠心病、高血压、糖尿病、血脂异常、肥胖相关肿瘤等至关重要。从小养成健康科学的生活习惯，将使您终身受益。

怎样预防儿童肥胖症

儿童体重控制的重点是防止体重增加，而不是积极减轻体重。在日常生活中，预防儿童肥胖症应注意以下几个方面。

（1）肥胖症的预防必须从婴幼儿做起，最好是从妊娠末期就开始。孕妇在妊娠末期要定期进行健康检查和营养咨询，既要保证母婴的营养需要，又不能造成营养过剩。否则，容易产生超重儿。幼儿出生后到1岁间，为脂肪细胞增生的敏感期，在这一阶段脂肪细胞迅速增生。5岁以内营养过剩最易引起脂肪细胞过度增生肥大而导致肥胖。在婴儿期，尽量做到母乳喂养，辅食添加，以满足小儿正常需要，不要因追求高营养过分添加高热量、高脂肪食物。"填鸭式"的喂养方法会造成小儿营养过剩，后患无穷。儿童肥胖症的预防重点在于培养正确的进食习惯，避免糖果、糕点、含糖饮料和干果类零食摄入过多。家长切勿迁就孩子经常到肯德基、麦当劳等快餐店就餐。快餐多为高热量、高脂肪、高糖类食品，加上富含饱和脂肪酸的烹调油，这些都是导致肥胖的因素。儿童成长到青春期，脂肪细胞的增生又到了相对敏感的时期，发生肥胖的机会增高，转为成人肥胖的机会也增多，因此也是预防肥胖症的重点时期。及时纠正孩子只吃荤菜、不吃蔬菜的偏食习惯，适当限制高脂肪、高糖类的食品，使儿童多吃蔬菜、水果，少吃零食，睡前不吃高热量的点心或巧克力等食品。家长应以身作则，营造一个合理膳食的家庭环境，这有助于儿童健康成长，预防肥胖症。

（2）鼓励儿童经常参加体育锻炼。因为许多肥胖儿童，并不比正常儿童吃得多，而主要是运动比其他孩子少的缘故。而且，单纯通过限制食量来预防儿童肥胖症可能会造成儿童某些营养素的缺乏，影响儿童正常的生长发育。因此，加强体育活动是预防儿童肥胖症的关键。体育锻炼贵在养成习惯，长期坚持不懈。

为预防儿童肥胖症，家长应督促孩子锻炼身体，鼓励孩子做力所能及的家务劳动，充分利用孩子的好奇心强的特点，选择儿童喜爱的安全的运动项目，如跑步、游泳、打球、做操等，激发孩子的锻炼热情。而家长、老师与儿童一起锻炼，经常给予鼓励和赞扬，使孩子乐在其中，是使孩子养成持之以恒锻炼习惯的好方法。

（3）培养儿童良好的生活习惯。使儿童从小做到作息有规律，早晨不赖床，看电视有节制。看电视太多，沉迷于电子游戏都会对健康不利，容易引起儿童肥胖症。长时间看电视和玩电子游戏处于消耗热量最少的静态，导致体内脂肪积聚。

总之，肥胖不是儿童健康的象征，肥胖儿童到成年时患肥胖症的可能性远远大于正常体重的儿童。而儿童一旦患上肥胖症，其治疗难度也大于成年肥胖者。因此，积极预防儿童肥胖症就显得极其重要。家长应了解儿童肥胖症的科学知识，做到防患于未然，避免肥胖的发生。不要等孩子患上肥胖症再去减肥，那样将会事倍功半。

男性预防肥胖症应注意哪些问题

男性肥胖大多属于中心性肥胖，多余的脂肪主要堆积在腹部和内脏，腰围和腰臀比明显超标，中心性肥胖症患者患各种肥胖相关疾病如高血压、血脂异常、冠心病、动脉硬化、糖尿病等的概率明显升高，是危害最严重的一种肥胖症。男性预防肥胖症应注意以下几点。

（1）调整饮食结构。做到合理、全面、适度的营养。少吃高脂、高糖类食物，清淡饮食，多吃新鲜蔬菜、高纤维食物。

（2）养成良好的就餐习惯。休闲时间少吃东西，因为休闲时代谢率低，热量消耗少，因此食物热量应减少；慢吃细嚼，这是满足食欲和减少食量的最佳方法；少吃夜宵，因为睡前进食热量容易转变成脂肪堆积在腹部；不吃剩饭剩菜，有些男士为了不浪费，每次都把碗里和盘里的剩饭剩菜送进肚里，结果热量自然超标。

（3）尽量减少应酬。不少成年男性因生意或工作需要经常要参加各种应酬，大量摄入宴席上的美味佳肴。酒席上的食物常常热量高，口感又好，多吃后，多余的热量就转化为脂肪储存。因此，对于经常赴宴的男士来说，要慎选盘中食物，少饮酒，少进含糖量高的饮料，少吃脂肪和淀粉含量高的食物，以免不知不觉中肚子越来越大。

（4）注意增加体育锻炼和体力活动。养成经常运动和锻炼的习惯。可根据自己的实际情况选择喜欢的运动项目，如早晨慢跑、打球、游泳、做操、打太极拳等。运动的形式不限，关键是经常性，不仅可以控制体重，而且可以达到健身的目的。尽可能多做一些消耗体力的家务劳动。肥胖始于懒，而止于勤。对于上班族来说，可下意识地多运动，比如提早一站或两站下车，步行10分钟左右的路程，上下楼不乘电梯，只要坚持不懈，一定会有收获。

（5）养成健康规律的生活习惯。每天保证8小时的睡眠，切忌贪睡，因为睡眠时基础代谢率最低，能量消耗最少，而胆固醇和脂肪的合成量大增，势必长胖。改掉不吃早饭，喜欢吃糖、巧克力等高热量食品，百无聊赖时就躺在沙发上看电视等不良习惯。有些男士工作压力大，经常加班加点，借工作间隙来喝咖啡、吃点心作为休息，缓解压力，平时又没时间运动，长此以往身体便肥胖起来。因此，对这些男士而言，可在工作间隙进行运动，如打乒乓球、做操等，一举两得。

女性预防肥胖症应注意哪些问题

由于女性内分泌代谢的特点，在青春期、妊娠期和哺乳期、更年期等阶段特别容易发生肥胖症。因此，这几个时期是女性一生中防止肥胖症发生的关键阶段，必须采取有效的措施，预防肥胖症的发生。

（1）青春期女性。该时期女性卵巢等生殖器官逐渐发育成熟，开始分泌性激素，月经来潮，体内的脂肪分布也趋向于女性化，胸部、臀部脂肪增多，体重逐渐增加。同时，青春发育期新陈代谢旺盛，食欲增加。如果食量过多，活动减少，热量摄入高于消耗，过剩的热量就会转化为脂肪储存起来，造成肥胖。如今的青春期女孩往往营养条件较好，为了满足生长发育和学习用脑的需要，家长还经常给予额外的营养补充；沉重的学习负担也使处于青春期的学生常利用课余活动的时间来做功课，多吃少动，身体逐渐肥胖起来。因此，家长应根据女孩青春期的需要给予适当的营养，不要盲目增加营养，造成热量摄入过剩。同时，老师和家长应引导青春期少女养成爱锻炼身体的好习惯，督促其参加体育活动，不要整天埋在书堆里，劳逸结合可能会达到更好的学习效果，也更有利于健康全面地发展。但是，青春期少女预防肥胖症要避免走入另一个极端。眼下，"胖"几乎成了少女们最忌讳的字眼，其实，很多少女体重完全正常，无需减肥。

但是为了防止肥胖，少女们普遍采用的办法是节食，尽量少吃，不沾油腻。节食过度就会造成心理性厌食，营养严重缺乏，这无论如何对女孩青春期的正常发育乃至以后的正常生长都是有百害而无一利的。我们经常可以从媒体上看到某少女盲目减肥、过度节食造成闭经、严重营养不良甚至危及生命的有关报道。所以对于青春期少女而言，预防肥胖要适度。要想青春期得到健康正常的发育，必须依赖于合理适时的饮食，贪食、爱吃零食和甜食仍应该避免。多注意体育锻炼和体力劳动，青春期的肥胖是可以顺利度过的。除个别特别肥胖外，无须大惊小怪乱减肥。

（2）妊娠期和哺乳期女性。该时期女性在怀孕和哺乳期间应注意满足胎幼儿的营养摄入，警惕营养过度及过多的摄入高脂肪而形成肥胖症。有些孕妇为了使腹中的胎儿发育好，每日摄入大量营养品，结果弄巧成拙，导致胎儿肥胖，分娩时新生儿超重，孕妇也因过度肥胖导致分娩时倍受痛苦。因此，妊娠期营养要均衡，使体重以正常速度增长。哺乳期是恢复体型的关键时期，此期多喝些汤类，可使奶水充足。注意荤素搭配，一般一天吃 2 ~ 3 个鸡蛋足够了，过多反而影响消化和食欲，鸡、鱼、骨头都是产后很好的食品，但应注意不要吃得过多，应该多吃些富含纤维素的新鲜蔬菜和水果，既能保证产后营养又可使大便畅通，避免产后便秘，同时也是保持健美的重要措施。由于大量摄入的营养成分和热量从奶水中排出，母乳喂养是产妇减轻体重的最佳方法，同时母乳又是婴儿无法替代的最佳食品。

（3）更年期妇女。此阶段妇女雌激素水平下降，新陈代谢速度减慢，容易出现脂肪堆积。与肥胖症相关的疾病如糖尿病、脂肪肝、血脂异常等也随之增多，亮出了健康的危险信号。为预防肥胖症及相关疾病的发生，更年期女性应科学地安排饮食和运动，建立良好的生活习惯。禁止暴饮暴食，限制高糖、高脂饮食。改变长时间看电视、以车代步等不良生活习惯，加强运动。

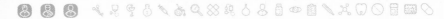

药物减肥的注意事项

　　药物减肥只是肥胖症治疗的辅助手段，各种减肥药都有一定的不良反应。不要盲目地自行服用减肥药，应在医生的指导下服用，才能做到安全有效。在决定应用减肥药物治疗时，医生应使患者了解其适应证、禁忌证、药物的不良反应及其与其他药物的相互作用。患者在用药前应到减肥门诊进行全身体检，包括并发症如高血压、冠心病、糖尿病及高脂血症的检查，进行危险因素分析，在专家的指导下，根据个体不同情况，采用不同的减肥药物，切不可盲目用药。服药的同时应配合饮食、运动、行为疗法，注意药物的不良反应。

　　（1）心律失常患者以及有严重系统疾病的患者禁用食欲抑制药。

　　（2）正在服用单胺氧化酶抑制剂的患者禁用各类食欲抑制药，而且不经过 14 天以上的清洗期也不能应用。

　　（3）青光眼是许多食欲抑制药的禁忌证。

　　（4）服用芬氟拉明或右芬氟拉明可致血糖和血压下降，因此，医生必须密切监护正在服降压药或降糖药的患者，观察是否需要减少剂量。

　　（5）5-羟色胺能食欲抑制剂可引起困倦，故当此类药物与其他中枢神经系统抑制药联合应用时应予注意。

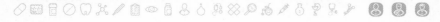

（6）食欲抑制剂还与全身麻醉药有相互作用，只要可以，术前应停用食欲抑制药。

（7）有抑郁病史的患者在使用芬氟拉明或右芬氟拉明时必须慎重并仔细监护，对重症精神病患者，任何食欲抑制药均须慎用。

（8）抗抑郁选择性5-羟色胺再摄取抑制剂和5-羟色胺能食欲抑制药作用模式相同，故其同时使用应谨慎。

（9）虽然芬氟拉明或右芬氟拉明被滥用的可能性不大，但医生仍应警惕那些有意限制体重的运动员、非肥胖者和饮食失常者滥用此药的可能。

（10）任何食欲抑制药在妊娠和哺乳期应用的安全性多未得到肯定，除非潜在效益超过了对胎儿的危险性，孕妇均应停止服用。

总之，服用减肥药物应在医生的指导下进行，服药前和服药时还须检测体重和血糖、血脂等生化指标，并根据这些指标调整药物的剂量。在用药过程中，仍要注意监测。为避免不良反应，一般应先从小剂量开始服药，逐渐加量。因为药物的副作用往往和服药剂量成正比，加上每个人对药物的敏感性有个体差异，要找到一个既能有效减轻体重，又不会产生明显副作用的合适剂量。

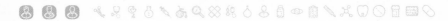

怎样防止减肥后反弹

（1）饮食限制不能放松

要坚持合理的低热卡饮食，少吃零食，纠正不良的饮食习惯。减肥者往往有这种体验，饮食控制的早期体重下降明显，可一段时间后体重下降就缓慢了，因而误认为饮食控制只有短期效应，不愿继续坚持下去。从理论上讲，在低热卡饮食治疗早期，机体丧失的主要是组织蛋白和水分，呈负氮平衡，以致体重下降较快。当持续限制饮食时，机体逐渐适应了低热能食谱，负氮平衡逐渐缩小。如果膳食蛋白含量较高，可逐渐重建负氮平衡，这样就能使热能的负差完全由脂肪组织担当。脂肪组织中含水分较少，这就给人以错觉，认为体重下降不明显。实际上，此时体重减少的正是我们希望减少的脂肪组织，对治疗肥胖症大有帮助。有的减肥者在体重下降后，饮食控制放松，摄入热量超标，结果体重很快回到减肥前的水平。因此，饮食治疗贵在坚持，丝毫不能松懈。肥胖症治疗不是一朝一夕的事，通过减肥重新建立良好的饮食习惯，并且要在减肥后终生固定下来，原来不良的饮食习惯要永远放弃，不能因为体重减轻而恢复。

（2）适度的运动治疗配合饮食控制是维持减肥效果的关键

单纯的饮食控制较容易造成体重反弹，而结合运动后，减肥成果就容易巩固。有些减肥者体重减轻后常常放弃锻炼，这是完全错误的，根本原因仍是重视不够。如果不运动，想维持减肥效果就将非常困难。因为一旦停止锻炼，而食量不变，那么能量供给大于消耗，体内多余的热量就会转化为脂肪，逐渐积存，体重又迅速增长。肥胖者宜选择能持续进行、多数肌肉都能参与、强度适宜、机体可承受的运动方式。步行是很好的选择。每次锻炼至少30分钟至1小时，因为锻炼的前30分钟，消耗的热量大部分来自体内储存的糖类，30分钟后，身体开始动用较多的脂肪作为能量来源。同时，最好每天运动。规律的运动可降低体内脂肪的固定值，因而能持久地保持身体健美，使已经减掉的脂肪不再重现。要维持减肥效果，也要使减肥过程中建立的运动习惯保持终生。

（3）经常测定体重

肥胖者应在家中备有体重秤，并建立一个体重卡，每星期固定时间测量体重1次，记录下来，一旦体重反弹，立即采取措施。

（4）坚定减肥的信心

巩固减肥效果需要顽强的意志和持之以恒的精神，这过程本身就值得称道。能保持体重不反弹和使体重减轻一样值得奖励。但绝不能以食物作为奖品。

（5）恰当停用减肥药物

减肥药物通常只作为辅助治疗，使肥胖者得以在治疗期间养成良好的生活习惯。因此，减肥者不要过分依赖减肥药物，否则，停药后体重容易反弹。停用减肥药物时应逐渐减量，不要突然停用，减量过程中要监测体重变化，同时特别注意坚持饮食运动治疗，保持体重不回升的同时，逐渐将药物撤停下来。

总之，要做到减肥后体重不反弹，就必须要把减肥过程中建立的饮食运动行为变成终生坚持的习惯，做到持之以恒，才能将减肥进行到底。

减肥常见的误区

现实生活中，减肥不能成功的例子比比皆是，这与减肥者缺乏科学的减肥知识，从而步入各种减肥误区有关。

（1）错误理解减肥的概念

减肥是减去人体多余脂肪或使脂肪占人体重量的比例明显减少，而体重是水、蛋白质、脂类、糖类、维生素、矿物质等物质的总和。某些减肥产品承诺一周之内减去几公斤，这种见效快的产品，实际上减的是水、蛋白质等成分，不是真正意义上的减肥。减重并不能作为衡量减肥效果的唯一指标。由于发胖的元凶——脂肪在体重中所占的比重很轻，所以一味地追求体重的减轻，有可能会损害健康。减肥不能完全等同于减重。

（2）采取不科学的减肥方式

有些减肥者减肥心切而盲目采用各种不恰当的方法，以求在短期内看到体重下降。

①腹泻减肥。腹泻减掉的是水分，而不是脂肪。体重在腹泻后可能会下降，但下降的是水分，体内的脂肪并未减少。人的正常排便是一天一次，腹泻减肥的特点是排便次数增多，减掉的是水分而非脂肪，不但容易反弹，而且对身体的危害极大，如肌肤丧失弹性，极易松弛。

②绝食减肥。虽可使体重减轻，但在一定程度上减掉的是蛋白质，且反弹极快，还严重危害健康，重则发生神经性厌食症。

③利尿减肥。市场上一些减肥商品含有利尿药物，患者服用后短期内体重下降，误以为是减肥成功，其实这只是体内水分排出增多而已。

（3）盲目追求减肥速度

减肥太快，会损伤肌肉组织，导致皮肤松弛，反弹也快，越减越肥，不符合WHO提出的每周减肥0.5 ~ 1kg的减肥原则。减肥者应明白，快速减肥对健康有害而无利。

饥饿疗法可取吗

有些人一时减肥意志强烈，希望能在短期内快速减肥，进行饥饿节食减肥，一天只吃进 2092kJ（500kcal）以下食物热能，一个月之内减掉 7 ~ 8kg 体重。这种快速减肥的例子不少，但不值得提倡，原因是一阵强烈减肥后，意志容易松懈而无法把减肥变成生活习惯的一部分，在减肥意志崩溃后，体重会迅速回升。尽管重新长肥后减肥还是可以成功的，但是这些人的体重就会变得忽高忽低。医学研究已证实，体重时高时低会缩短寿命。而且，体质较差的人会经不起饥饿疗法而引发各种疾病。

另外，饥饿疗法短期内减掉的体重当中含有蛋白质、水分，而不完全是脂肪。严格限制热量又难以保证各类必须营养素的供给，这样会造成营养不良。所以说，饥饿疗法弊多利少，实不足取。

怎样看待市场上名目繁多的减肥产品

肥胖症是现代文明病之一。肥胖越来越多地困扰着全世界的男女老少。因此，"减肥"已成为今天人们最为时尚的话题。

于是，一些厂家、商家不失时机地向市场上推出了名目繁多的减肥商品。面对市场上良莠不齐的减肥药、减肥茶、减肥酒、减肥皂等，肥胖者有如雾里看花，无所适从。广告对各种减肥产品的炒作通常有3个特点：一是夸大减肥疗效，宣传某种减肥品如何能在短期内快速减肥且无任何不良反应；二是缺乏实验依据，多数未经大医院临床研究验证所承诺的减肥作用，理论上缺乏科学依据，实践上缺乏权威机构的验证结果；三是成分不明确，作用机制不清，且很少提及不良反应。

最近，一些新闻媒体报道了国家有关部门对市场上公开出售的众多减肥食品进行抽查和检验的情况。结果表明，市售的减肥食品大多含有以下几种药品：一是芬氟拉明，作用是抑制人的食欲，使人产生厌食感，减少食物的正常摄取量。将其混在减肥食品中，让人服后不吃不喝也不觉得饿。如果将芬氟拉明加工成膨松剂，吃一点就把胃给撑满了，从而减少食物的摄入，达到体重下降的目的。但是，芬氟拉明作为减肥药必须严格掌握适应证，并且要在医生的指导和监督下服药。二是麻黄素，主要是让人在短时间内发热，大量排汗，使脂肪中的水分被"挤出"，表面看脂肪是"少"了，人也似乎比从前"瘦"了。但是，这不过是一种"海绵现象"，体内的脂肪并没有减少，而是脂肪中的水分少了，一旦停药，脂肪又会像海绵一样吸足水分，身体又恢复到原来的状态。这样的减肥药服得多了，服得久了，人体经常处于失液状态，势必给人的机体平衡带来副作用，对人的身体是极有害的，还会引起皮肤松弛，皱纹增多等现象。三是利尿剂和泻剂，通过增加排泄，强行排出人体正常体液和蛋白质而非脂肪，从而达到"减肥"目的，但却易造成人体脱水，并带来虚脱、低血糖、习惯性腹泻、肠胃功能失调等后果，还大大增加了肾脏负担。

因此，任何一种减肥产品必须经过长期的临床观察，确认安全后才可推广使用。千万不能轻信广告宣传，必须向医师、药师咨询，慎重选用。对于那些成分不明，作用机制不清，疗效及安全性未经权威医院临床研究、验证的保健品，误服后的确会对身体产生极为有害的影响。用腹泻、利尿的方法达到减肥的目的，如同饮鸩止渴，后患无穷。每一位减肥者对此应有足够清醒的认识，因为减肥的目的也正是为了健康。

第 6 章

预防保健

运动饮食习惯好，远离疾病活到老

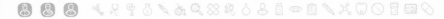

怎样进行合理的饮食治疗

尽管目前对于肥胖症的病因尚不明确，但是导致肥胖的最终环节是摄入的热量超过了机体所消耗的热量。所以说，控制饮食热量摄入是治疗肥胖症最根本的措施。合理的饮食治疗应考虑到以下几点。

（1）饮食量。要限制每日食物中的总热量，使能量处于一定程度的负平衡状态，才能达到动员脂肪的目的。要根据患者的身体状况、耐受程度、减肥要求以及医疗条件而采用不同的饮食量。热量限制不能过于苛刻，选择合适的食物种类，使患者节食过程中没有强烈的饥饿感，不会因饮食治疗引发低血糖。

（2）饮食质量。要确保饮食中能提供足够的必需营养素，以维持机体的正常功能。饮食中动物脂肪的含量要少，多种维生素、矿物质、微量元素、水分、纤维素等均不应缺乏，且应有所增加。严格控制晚餐，晚餐不吃主食，不吃荤菜，吃半斤蔬菜，晚上八点半吃半个苹果，睡前喝一杯脱脂牛奶。早餐与中餐基本上接近正常进食。双休日可实行牛奶、素菜、水果日：一日三餐只吃素菜和水果，不吃主食也不吃荤菜，早、晚各饮一杯脱脂牛奶。

（3）摄食行为。要规范摄食行为，养成科学的摄食习惯。包括饮食时间、进食量、摄食所需时间、每日餐数、各餐的分配、进食时的环境和气氛等。这些因素都可能影响减肥的疗效。

饮食疗法需个体化，要根据患者对治疗的反应进行调节，对节食无不良反应者可适当增加节食的程度。随着节食时间的延长，体重的减轻逐渐变得不明显，这是因为机体对节食出现一定程度的适应所致，不可急于求成，长期坚持必有结果。待体重达到减肥目标时，可过渡至正常平衡膳食，并对这种饮食养成习惯，终生坚持，丝毫不能松懈，因为一旦放松，很可能会出现反弹。合理、平衡、齐全、比例恰当是人类膳食应遵循的基本原则，这样才能满足人体的生理、生活、劳动、运动对营养的需要，才能巩固已取得的减肥疗效，并长期保持。

肥胖症饮食治疗的原则

（1）尽可能平均分配一天的摄食量，避免漏餐、暴饮暴食、吃零食、吃夜宵、偏食。

（2）每日总热能摄入量控制在4184～6276kJ（1000～1500kcal），其中脂肪供热比≤25%，蛋白质供热比≤15%，糖类供热比为55%～65%。

（3）选择瘦肉、奶、水果、蔬菜和谷类食物，以及纤维含量高的食物。

（4）尽量不吃动物脂肪如肥肉、牛羊油、猪油等。

（5）限制饮酒。乙醇是次高热能食物，100g低度白酒会产生1004.2kJ（240kcal）的热能，等于吃了一碗饭。一次应酬下来，光是饮的酒，就等于吃了好几碗饭，故应酬多的人很难不胖。人体有能力在24小时内将170g的乙醇转变成5020.8kJ（1200kcal）的热量，所以减肥者一定要少饮酒。

正常情况下，人体摄入均衡饮食以保证营养素的供应和能量代谢的平衡。所谓均衡饮食就是指每天吃全食物中的养分，包括糖类、蛋白质、脂肪、纤维素、维生素、矿物质和水，但热量和脂肪不超标。同时要使摄取的热量和所消耗的热量维持平衡。

肥胖症的饮食治疗中，既要保证均衡饮食中各种营养素的摄入，又要维持能量代谢的负平衡状态。所以，肥胖症的饮食治疗应采用低热量均衡膳食。由于糖类是每天的主食和体能的主要来源，而脂肪是产热最多也最容易使人长胖的食物，故节食最重要的是减少每天油脂和糖类的摄取量。

饮食控制的具体方法包括控制能量摄入，保证蛋白质、必需脂肪酸、维生素、矿物质、微量元素等摄入，增加蔬菜和膳食纤维，饮食清淡，增加体力活动等。

🚰 饮食中各种营养成分的恰当比例

营养学家提出构成我国居民的每日膳食结构的 4 类食物是：谷、豆；蔬菜、水果；奶及奶制品；肉、禽、鱼、蛋。以这 4 类食物为支柱，适当增加另一类即：油、盐、糖，称之为 "4+1" 金字塔方案。也有专家将食物分为五谷类、蔬菜类、水果类、牛奶及乳酪类、肉蛋鱼豆类及油脂类这六大类，再加上水分，也依照金字塔形状的方式排列，用来当作减肥者的饮食准则。按照这个膳食结构进食，既有益于身体健康，又不至于引起肥胖。

金字塔食物的饮食法则经证实对持续减肥尤其是体重的维持有功效。

金字塔底端是水分，每天 1500 ~ 2000mL。

其上方依次是蔬菜类：每天 3 ~ 5 份（一份是指一碗生菜或半碗煮熟的菜）。

水果类：每天 2 ~ 4 份（一份是指 1 个苹果、香蕉或橘子）。

奶类：每天 2 ~ 3 份（一份是指 1 杯牛奶或 2 片奶酪）。

肉、鱼、蛋、豆：每天 2 ~ 3 份（一份是指 1 个蛋或 100g 瘦肉、半碗豆类）。

油脂类：适量，尤其应摄入的是不饱和脂肪酸，例如：植物油中的橄榄油、葵花籽油等。

最后也是吃得最少的一类，是五谷类：一天 2 份（一份是指一片面包、半碗米饭或面）。

另外，维生素 A、维生素 B、维生素 C、维生素 D、维生素 E 以及各种矿物质、微量元素是构成人体结构、维持人体机能的必要物质，一定不能缺少。饮食控制的同时还要注意保证这些营养物质的摄取。保持每天摄入平衡的营养，就可以基本防止这些物质的缺乏。每天补充维生素 A ～ E 的综合维生素和矿物质，对于饮食没有规律的肥胖者来说，也不失为一种能确保摄入足够这类营养成分的手段。饭后服用比空腹服用更为有效。

怎样合理控制摄入的总热量

规定每日总热量的具体数值，应根据不同患者的实际情况统筹考虑下列因素：治疗前长期以来患者的日常饮食热能水平；肥胖是处在上升阶段还是平衡稳定阶段；儿童及青少年要考虑生长发育的需要；老人要注意有无并发症的存在；孕妇应以合理限制热能摄入为主，不宜多作体力活动。

一般来说，对于成年肥胖症患者，与正常供给量相比，按每天减少供能523～1046kJ（125～250kcal）的标准来确定每天的总热量，可每月稳步减肥0.5～1kg。对于成年中度以上肥胖者，因其潜在肥胖的趋势较大，且常食欲亢进及贪食含热量高的食物，同时因肥胖限制体力活动，使热能消耗又进一步下降，形成恶性循环。为了打破这种局面，必须严格限制热能，可每天减少热能2301.2～4602.4kJ（550～1100kcal），每周减重0.5～1.0kg。

热量限制不能过于苛刻，否则会给身体带来损害。研究发现，如果每日摄取的食物总热量低于4184kJ（1000kcal），心肌和血管平滑肌的蛋白质会逐渐流失而造成心血管疾病，严重时会死亡。美国就有人因为每日吃总热量低于2092kJ（500kcal）的减肥餐而死亡。每周减重2kg以上时，水分会流失，减重越快，水分流失越多，此时必须接受医生的监督，以防不测。有一项节食减肥的研究显示，一天只吃一餐2092kJ（500kcal）的热量，和一天吃三餐累积4184kJ（1000kcal）中热量比较时，减重的程度和速度完全一样，并没有减重更多或更快。节食的最初一两周，体重会迅速下降，但接着人体调节系统会对节食所造成的能量短缺（能源危机）做出反应：降低细胞代谢率以减少消耗。节食越厉害或者越持久，细胞代谢率会变得越慢，能量消耗得越少。到后来，即使每天只吃一点点，体重都掉不下来，因为此时代谢率已变得很慢，体内脂肪无法迅速有效燃烧。要除脂减肥，必须靠迅速有效的代谢率，才能燃烧体内多余的脂肪。

所以，许多学者主张节食减肥期间，每天食物热量不要低于4184kJ（1000kcal），其目的有二：避免长新脂肪，维持迅速有效的代谢率以烧掉旧脂肪。节食期间，如每周做3次以上的有氧运动（持续性运动），就能一直维持快速的代谢率，体重一定会继续下滑。

故此，如果减肥计划能够以每天少吃1255.2～1464.4kJ（300～350kcal）的热量为目标，一个月之内大多能减掉0.5～1kg，而且体重也就不容易再度回升。这种热量限制不会产生明显的饥饿感，易于坚持，长此以往，就会逐渐接近预定的减肥目标。

食物中脂肪的比例以多少为宜

由于脂肪的热能很高，易于导致机体的热量超标。尤其是在限制糖类供应的情况下，过多的脂肪摄入还可能引起糖代谢紊乱，导致酮症，这就要求在限制饮食热量的时候，必须将脂肪的供给量也加以限制。此外，因饮食脂肪具有较强的饱腻作用，能使食欲下降，为使饮食含热能较低而耐饿性较强，则不应对饮食脂肪的限制过于苛刻。所以，肥胖者饮食脂肪的热能以控制在占饮食总热能的 25% ~ 30% 为妥，任何过高或者过低的供给都不可取，至于饮食胆固醇的供给量则与正常要求相同，通常每人每天不超过 300mg 为宜。

肥胖症饮食疗法中要求脂肪的热能比不能超过以上标准，以下的方法有助于减少食物中脂肪含量：减少使用含脂肪的调味剂，如牛油、蛋黄酱、色拉酱等；减少吃零食，尤其是薯片、膨化食品等；减少煮食时使用的脂肪，油炸食物勿使用荤油煎炸；以鸡、鱼、兔肉代替猪肉；多吃蔬菜、水果和谷类食品；改变早餐习惯，以前不吃早餐，现在开始每天都吃，但应少吃煎蛋、熏肉、黄油等。在食物搭配时，可考虑采用上述方法使食物中脂肪的供热比保持在上述规定范围内。

肥胖者应多摄取高纤维食物

所谓"膳食纤维"是指不能被消化吸收的糖类。依其对水的溶解度可分为"水溶性"与"非水溶性"膳食纤维两类。果胶、藻胶和树胶等属于前者，果胶多存在于水果之中；而藻胶则可在海带、紫菜中发现，可由大麦、燕麦麸、豆类和水果中获得；而纤维素、木质素和半纤维素等属于后者，主要存在于谷类、豆类种子的外皮和蔬菜中。

膳食纤维在人体中的功能如下。

（1）预防便秘、大肠癌。膳食纤维可增加粪便量，促进肠胃蠕动，防止便秘。还可缩短粪便在大肠中滞留的时间，减少致癌物质的生成及与大肠壁接触的机会，防止大肠癌的产生。

（2）增加饱腹感。膳食纤维因其体积大且有咀嚼感，可延长食物在胃中停留的时间，既增加饱腹感又不会产生热量，对食量大、体重需控制者帮助很大。

（3）降低血甘油三酯及血总胆固醇，帮助控制血糖。水溶性纤维与胆酸、胆盐结合，增加两者由粪便排出量，促使肝脏将胆固醇转变为胆酸、胆盐，还可减少脂肪在肠道的消化吸收率（分解脂肪时必须靠胆酸、胆盐当乳化剂），因此可降低血甘油三酯及血总胆固醇。

纤维食品是热量不多的多糖，它不但食后易有饱腹感，而且还可以刺激消化液的分泌，使肠道蠕动，有助于排泄系统顺畅，同时也兼具刺激胰岛素产生的作用，并使糖类吸收减缓，葡萄糖相对减少。所以，现在美国糖尿病学会渐以高纤维素、高多糖类食物代替低糖食物治疗糖尿病。纤维在肠道与食物混合，可减少消化液混入食物中，降低糖类的消化，减缓血糖上升。

增加膳食纤维摄入时还要注意下列问题。

（1）依个人状况，采用渐进的方式，让肠胃慢慢适应，以防止出现胀气或腹泻的副作用。如以胚芽米、糙米或五谷杂粮（甘薯、玉米、薏苡仁等），慢慢取代精制白米。

（2）多摄取高纤维的新鲜蔬菜、水果，而且生食比熟食佳。

（3）便秘者除应多摄取高纤维食物外，每天须多喝水（约 8～10 杯），且做适度运动及过有规律的生活。

（4）高纤维饮食会影响钙、铁、锌、叶酸的吸收，故宜适量补充维生素和矿物质，每天补充矿物质的那一餐不吃高纤维食物。

（5）吃蔬菜、水果要注意农药的污染。吃了大量带有农药的蔬菜、水果，会影响人体肝脏和肾脏的功能，慢性乙型肝炎患者和病毒携带者接触农药后，肝脏受损愈加严重。慢性农药中毒也可能使肾功能衰竭，严重者发展到尿毒症。有些农药还可能导致恶性肿瘤的发生，有的还会抑制男性的生精功能，从而影响生育。故此，蔬菜和水果最好要经过反复的清水浸泡和冲洗。

哪些食品适用于减肥

人们常常以为，吃蔬菜不会发胖，因而对蔬菜往往不加选择、不加控制地食用。实际上，过多地食用含糖类高的蔬菜，过剩的糖类也会在体内转化为脂肪贮存起来。饮食治疗时要注意选择一些产热少、脂肪含量低、纤维素含量丰富的蔬菜瓜果。

（1）黄瓜。黄瓜能抑制食物中的糖类转化为脂肪。

（2）白萝卜。白萝卜含有辛辣成分芥子油，促进脂肪新陈代谢，可避免脂肪在皮下堆积。

（3）韭菜。韭菜中含纤维较多且不易消化，可促进肠蠕动，有较强的通便作用。

（4）绿豆芽。含水分多，食入体内后产生的热量少。

（5）大豆及大豆制品。含有丰富的不饱和脂肪酸，能分解体内的胆固醇，促进脂肪代谢，使皮下脂肪不易堆积。特别是醋豆里的皂素能排除黏附在血管壁上的脂肪，降低低密度脂蛋白胆固醇水平。醋豆的制法是：将黄豆洗净，沥干水，炒3～4分钟，待冷却后，装瓶，倒入食醋腌泡，加盖封好，1周后即可食。每天早晚各吃数粒，具有减肥降脂功效。因黄豆的热量较高，注意不要多食。

（6）大蒜。大蒜中有含硫化物的混合物，可以减少血中低密度脂蛋白胆固醇和阻止血栓形成，有助于增加血中高密度脂蛋白胆固醇含量。

（7）洋葱。洋葱中所含的前列腺素 A 有舒张血管、降低血压的功能。它还含有烯丙基三硫化合物及少量含硫氨基酸，除了降血脂外，还可预防动脉硬化。40 岁以上的人要多吃。

（8）香菇。能明显降低血甘油三酯、总胆固醇及低密度脂蛋白胆固醇水平，经常食用可使血中高密度脂蛋白胆固醇呈增加趋势。

（9）胡萝卜。富含果胶酸钙，它与胆汁酸螯合后从大便中排出，阻断胆汁酸的肠肝循环，从而促使血液中胆固醇的水平降低。

（10）燕麦。燕麦中含有丰富的亚油酸和皂苷素等，可防治动脉粥样硬化。

（11）玉米。玉米含有丰富的钙、磷、硒和卵磷脂，具有降低血甘油三酯的作用。印第安人几乎没有高血压、冠心病，这得益于他们以玉米为主食。

（12）牡蛎。牡蛎富含微量元素锌及牛磺酸等，尤其是牛磺酸可以促进胆固醇分解，有助于降低血脂水平。

此外，一些富含纤维素、果胶及维生素 C 的新鲜绿色蔬菜、水果和海藻，诸如芹菜、甘蓝、青椒、山楂、鲜枣以及紫菜、螺旋藻等，均具有良好的降脂作用。最后值得一提的是，减肥是一项综合措施，减肥食品只能作为日常饮食控制的一部分，而减肥药品应根据肥胖程度和身体状况合理选用，而且需在节制饮食和体育锻炼的基础上使用。减肥者切忌对减肥食品和减肥药品期望值过高。减肥食品的食用也必须有度，过犹不及。减肥食品也不能代替一日三餐，如果长期只吃减肥食品势必引起营养失衡，后果不堪设想。

用于减肥的药饮、药茶

中医学的药膳疗法对肥胖病有很大的辅助治疗和巩固疗效的作用。

（1）山楂首乌汤。取山楂 15g，何首乌 15g。水煎去渣取汤，日服 1 剂，分 2 次口服。具有滋补肝肾、和血通脉、降血脂的功效，适用于肥胖病高血脂症，以及肝、肾阴虚所致的头晕目眩、耳鸣、健忘、遗精、腰膝酸软等症。

（2）山楂玉米须汤。取山楂 15g，玉米须 50g. 煎汤，日服数次，不拘时。具有补益脾胃、利尿消肿、降血脂的功效，适宜于减肥。

（3）竹荪银耳汤。取竹荪 1g，银耳 10g，鸡蛋、盐、味精适量。鸡蛋打入碗中搅成糊，锅中加水煮沸，导入鸡蛋糊，加入事先预备好的竹荪，银耳，用文火烧 10 分钟，加盐味精调味，佐餐食用。具有减肥美容的功效。

（4）凤菇豆腐汤。取鲜凤尾菇 100g，豆腐 200g.净锅置火上，加入鲜汤、豆腐块、盐，烧煮至凤尾菇、豆腐入味，撒上味精、香菜末、葱花，佐餐食用。具有健脾胃、明目、祛脂减肥的功效，适用于肥胖病、目赤肿痛等。

（5）竹荪莲笋汤。取竹荪 25g，鲜莲子 50g，笋片 50g。洗净切好的竹荪、鲜莲子、笋片一起下沸水锅内，熟后捞出。盐、味精、高汤入另一锅中，煮沸后出锅，盛入放竹荪的汤碗内，佐餐食用。具有滋补、清热、消痰、利水、速减肥、健身的功效，适用于单纯性肥胖病。

饮食减肥的要诀

记住下面的减肥饮食要诀，对您的减肥将会大有裨益。

（1）每天三餐都要吃，但是只要七八成饱就好。

（2）不漏餐，否则你的身体在下一餐时会吸收得更多。

（3）不吃夜宵。

（4）两餐之间如果感到饥饿的话，可以适量瓜果充饥，或者先吃些全麦高纤的小点心，再喝一杯水。

（5）尽量不吃油炸食品，尽可能采取无油或低油烹调，如蒸、煮、烤、卤、熏、腌、冻、凉拌、烫、炖、涮、泡。

（6）不要因为失恋、无聊、心情不好而暴饮暴食。

（7）多吃新鲜的蔬菜、水果，尽量避免腌渍、罐装的食品，但是要选择糖分低的种类。

（8）不要喝可乐、加糖饮料及甜度高的果汁。

（9）多喝茶。

（10）每天要喝6～8大杯的开水，大概1500～2000mL，进食前先喝500mL的水以增强新陈代谢，避免吸收过佳。

（11）喝脱脂牛奶代替全脂牛奶。

（12）煮汤应采用清汤或煮好冷却后去除上面浮油的高汤。

（13）汤面尽量不要加太多料，尤其是排骨或其他肉类，以蔬菜汤为最佳。

（14）水饺应将皮戳破让汤汁流出后再吃。

（15）调味料应采用天然来源，如蒜头、辣椒、姜、葱、五香、八角、咖喱等。

过分节食的不良后果

过分节食，对摄入脂肪限制过于苛刻会导致哪些不良后果呢？

女性尤其是青春期女性因节食而使体重急剧下降而造成闭经的并不少见。因为青春期女性体内需要积累一定的脂肪才能使月经保持每月一次的规律性，而不恰当的节食，体脂减少，就会引起月经初潮推迟，月经不调。老年人，特别是绝经期后的妇女如果不适当地节制饮食，体重骤减，则有发生骨质疏松和骨折的危险。长期低热量、低脂肪的膳食还有诱发胆结石的危险。若脂肪摄入量骤减，胆囊没有足够的脂肪刺激，胆汁分泌过少，会因流通不畅而蓄积在胆囊中，以致引起结石，而且长期不摄入脂肪也可能导致胆囊萎缩。因此，减肥者每天摄入热量不应低于3020.8kJ（1200kcal），保证一定量的脂肪摄入，使脂肪供能占饮食总热量的20%～30%，以刺激胆囊排空，防止结石形成。此外，饮食中若减少油脂会导致皮肤干燥，影响脂溶性维生素的吸收，长期节食还可能会引起神经性厌食，或造成营养不良。过分节食还可能带来严重的心理冲突，患者整日饥肠辘辘，内心常常处于渴望进食却又强烈压抑进食欲望的斗争之中。精神恍惚，工作效率下降，青少年还有可能造成学习时注意力不集中，成绩下降。此外，过度节食还可能因饥饿而引起低血糖。鉴于过度节食会引起诸多危害，减肥者应从健康角度考虑，制定合理可行的饮食计划，既要达到减肥的目的，又要避免因减肥而对机体造成的伤害。

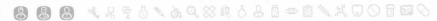

📋 运动在肥胖症治疗中的作用

肥胖症患者能量消耗不足的原因可能有：较低的基础代谢率；产热能力减弱；体力活动过少；上述因素的联合作用。这些都可以通过运动锻炼来加以纠正。所以说，运动是一种行之有效的减肥方法。近年来，运动对于肥胖的治疗作用越来越受到人们的重视，肥胖症患者进行适当运动锻炼具有很多益处：增加心、肺功能，减少心血管疾病的危险因素，增加能量消耗，增强身体活力。由于能量消耗不足是持续肥胖的基础，因此，运动治疗就显得尤为重要。

（1）运动可消耗体内过多的脂肪。机体的能量来源主要依靠脂肪和糖原。运动时，大量三磷酸腺苷（ATP）水解，释放能量以供机体需要。而 ATP 在体内存在的时间非常短，这就需要其他的能源物质转化为 ATP。有氧运动时，机体氧化脂肪和糖原以提供 ATP。短时间的运动主要由葡萄糖氧化来提供能量，这样就抑制了葡萄糖转化为脂肪贮存；而较长时间的持续运动，一般在运动 1 小时后，机体为节省葡萄糖，选择性地将脂肪作为能量的主要来源，从而促进脂肪分解，导致脂肪积聚减少，腹腔内脂肪消退尤其明显。

（2）运动有助于身体健美。运动并非通过消耗蛋白质而使体重下降。运动可促进肌肉蛋白质的合成，在运动刚开始时，有一个肌肉细胞增多、肌肉发达的过程，因而体重下降不明显。当运动锻炼两个月后肌肉细胞增加到一定程度时，体重才开始下降。由此看来，运动可以因为增加肌肉，减少脂肪而改变体态，使肥胖者在减肥时身体更加健美。

（3）运动有利于防止肥胖症并发症。运动可增加机体对胰岛素的敏感性，改善心、肺功能，降低血脂，是预防和治疗肥胖症并发症如心血管疾病、糖尿病、血脂紊乱等的良策。运动可促进心肌蛋白质的合成，增强心肌收缩力，加强血液循环，从而改善肥胖者心肌代谢状况，有利于改善心功能。适当的运动有助于降低血脂，减少冠心病发病率。同时，运动可改变周围组织对胰岛素的敏感性，减少运动时胰岛素的分泌，这对于纠正高胰岛素血症和控制肥胖症合并糖尿病患者的血糖也极为有利。

（4）运动可改善肥胖者的不良情绪。借助于运动产生的减肥作用，肥胖引起的各种症状随之减轻或消失，患者恢复了自信与活力，从而有助于他们摆脱因肥胖引发的各种不良情绪。

总之，在肥胖症治疗中，运动的重要性仅次于饮食控制。运动还可减少单纯低热量饮食造成的机体蛋白质丢失，迫使更多的脂肪分解，使机体的构成发生有益的变化，在减肥的同时增强了体质，并有助于降低血脂，控制血糖和血压，改善胰岛素的敏感性。单纯饮食控制减肥时，患者常常因为要强烈克制进食的欲望或抵挡美味的诱惑而产生内心冲突，焦虑不安。而运动则是一种愉快的减肥方式，运动可以缓解节食所致的心理压力，使人心情舒畅，烦恼消除。单纯增加运动而不限制饮食时，运动疗法的效果不明显。饮食控制基础上的运动锻炼可进一步使能量呈负平衡状态，促进脂肪消耗。饮食与运动疗法的结合可以优势互补，达到更好的减肥疗效。因此，运动这一环节对于减肥是必不可少的。

饮食治疗必须与运动治疗相结合

长期控制热能摄入和增加能量消耗是现阶段肥胖基础治疗中缺一不可的两大支柱。最终治疗无论对成年起病，还是幼年时即已开始的肥胖症均有治疗作用。特别要强调的是，饮食疗法和运动疗法必须同时兼顾，长期坚持。如果只增加体力活动而不限制饮食，其所增加消耗的热能很容易从饮食中得到补偿，这样就难以达到减肥的目的。反之，如果不增加体力活动而只一味地控制饮食中的热量，患者将不可避免地要长期忍受节食之苦，以及其他心理上的负担，同时还可能会发生较多的组织蛋白丢失，对机体健康造成不良的影响。再则，原已较低的基础代谢率将会变得更低，以至于给身体带来更为有害的副作用。因此，往往单纯的饮食减肥难于坚持下去，于是治疗也就难免以失败告终。

饮食控制的同时，适当增加体力活动，不仅可改善糖代谢，还可降低胰岛素分泌，促进体脂分解，减少体内蛋白丢失和增加体内蛋白质的合成，这有利于机体维持正常的蛋白质代谢平衡。同时，当体力上经受一定的刺激后，还可以使人感到精神振奋，精力充沛，有明显的健康感，可有效改善不良的心理状态，增强治疗的信心。所以说，饮食治疗必须与运动治疗相结合，二者缺一不可。

何谓有氧运动

运动需要能量，能量由细胞里的热能物质提供，这种热能物质叫作三磷酸腺苷（ATP）。短时间、高强度的运动主要由体内的糖类提供能量，称为无氧运动，短跑、举重、跳远、跳高和跳水等瞬间爆发性运动均为无氧运动，必须直接使用 ATP，不能消耗脂肪，因此对减肥无益。

而中等强度、较长时间的运动主要由体内脂肪分解产生的游离脂肪酸氧化来提供能量，这种运动称为有氧运动。通过有氧运动消耗体内的脂肪，达到减肥的目的。有氧运动包括慢跑、爬山、步行、球类运动、游泳等。每次运动最好一次持续做完，中间不要停止，且每次运动消耗热量需达 1225.2kJ（300kcal），这样可以更有效地消耗体内的脂肪。

淀粉无氧分解所提供的能量，只能维持 40 秒，跑完 400 米后就全部用完。跑 800 米时，后面的 400 米必须由血糖、血氨基酸和血脂肪酸在有氧状态下，合成新的 ATP 以提供能量，而血糖由淀粉分解后供应，血氨基酸由蛋白质分解后供应，血脂肪酸由脂肪分解后供应，这整个过程需要氧气，也就是靠氧气来燃烧淀粉、蛋白质和脂肪以生成热能物质 ATP，供应后段运动所需的热量，这后段的运动就是有氧运动。800 米跑或 1500 米跑、200 米和 400 米游泳、拳击等运动，都需要利用氧燃烧淀粉、脂肪和蛋白质，故此类运动的后段都是有氧运动。大约运动的前 5 分钟先燃烧淀粉，运动持续越久会烧掉越多的脂肪，只要持续 0.5 ~ 1 小时，所消耗热量的五成，就由燃烧脂肪来供应。

但是，如果不节食，即使 1 小时的有氧运动，也只能消耗食物里的淀粉和脂肪，不能消耗人体内积存的脂肪，对减肥仍然无益。只有控制饮食的同时进行有氧运动才能消耗体内的脂肪，从而起到减肥的作用。所以说，节食后做有氧运动，并在有氧运动后节食，减肥才能奏效。

怎样制订合理的运动方案

（1）运动强度。运动强度决定了运动效果。只有当运动强度达到40% ~ 60%的最大摄氧量时，才能达到减轻体重，改善代谢和增强心肺功能的作用。运动强度过低只能起安慰作用，达不到治疗目的。如果运动强度过大，无氧代谢的比重增加，治疗作用反而降低，并且可能会引起心脏负荷过重或运动器官损伤，应予避免。所以，减肥应采用中等强度的运动，可以用心率作为衡量运动强度是否合适的一个指标。这样，能获得较好的运动效果，同时又能确保安全的运动心率成为靶心率（靶心率 =170– 年龄）。肥胖症患者可通过自测心率的方法来监测。

（2）运动方式。肥胖症患者的运动锻炼应以中等强度、较长时间的有氧运动为主，可根据患者的体能状况和个人的兴趣爱好选择运动项目。适合肥胖症患者的有氧运动方式包括：步行、慢跑、划船、爬坡、功率自行车、游泳和有氧韵律操等，同时还可进行一些球类运动，如排球、网球、乒乓球、保龄球和高尔夫球等。

（3）运动时间。合理的运动时间包括两个方面，一方面是指每次应持续的运动时间，一般不少于30 ~ 60分钟。一天中较适宜的运动时间一般为早晨或下班以后，不宜在饱餐后或饥饿时进行运动锻炼，以免出现胃肠道不适或低血糖反应。运动锻炼不应间断，最好采用身体感到不甚疲劳的方式，每天坚持。

运动疗法的注意事项

（1）持之以恒，长期坚持。运动疗法要求肥胖症患者养成运动的习惯，使之成为每天生活中必不可少的内容。有的人在开始减肥时，感到比较劳累和不习惯，没练多久，就想休息几天。

他们不曾了解，这样做根本达不到消耗能量的目的。因为，运动会使胃肠运动增强，食欲增加，也势必促使消化吸收增加。很多人运动后胃口大开，只不过因为坚持锻炼，使热量不至积累而已。如果突然停止锻炼，胃口并没有缩小，这样不但体重难以下降，甚至可能回升。所以，减肥运动贵在坚持，并在坚持的过程中培养兴趣，发挥潜能。坚持运动需要两个条件保证：一是选择合适的运动项目，二是每日的运动量要合适。运动项目选择不当，或运动过度，会使身体过早疲倦，甚至可能损伤关节、韧带或骨骼，运动往往因此被迫中止。

（2）运动疗法必须与饮食疗法相结合。饮食和运动是肥胖症治疗的两个最根本措施，二者相互作用，缺一不可。没有饮食控制，运动锻炼所消耗的热能就会被摄食增加所补偿，无法造成能量代谢的负平衡状态，从而达不到减肥的目的。减肥期间，因代谢旺盛，胃肠运动增强，往往食欲大增，给节食带来困难。但控制饮食是减肥的必由之路，若不控制饮食，减肥效果往往不理想，甚至出现体重上升。

（3）必须采用有氧运动。减肥治疗必须采用中等强度的有氧运动，每天运动时间不低于30～60分钟。运动能提高基础代谢率，使体内脂肪迅速燃烧，每次运动后，人体基础代谢率升高的时间可持续24小时。故两天运动一次，每次半小时以上，就能使人体的基础代谢率不致减慢。若同时进行节食，人体内多余的脂肪就能有效地燃烧掉。如每次只运动15分钟，烧掉的是糖类，烧不掉脂肪，运动半小时后，才会开始燃烧较多的脂肪。每次运动的时间越久，烧掉的脂肪就越多。这是因为连续性运动的能量的主要来源是脂肪而不是糖类。反之，瞬时爆发性运动（例如举重、拔河和百米赛跑）的能源主要来自糖类而不是脂肪，故这类运动对减肥无益。

肥胖者应怎样建立良好的生活习惯

（1）须在临床医生和营养医生的指导下制定计划，计划好每日吃什么、吃多少。减肥贵在坚持，急于求成将会半途而废。

（2）把进食时狼吞虎咽变成细嚼慢咽。增加咀嚼食物的次数。让食物尽可能长地停留在口腔内，减慢进食速度，实际时间至少要比平常速度放慢 2 ~ 3 倍，这样即有益于食物的消化，减轻胃肠道的负担，还可减少进食的数量。因为胃肠道通常是在进食 20 分钟后才给控制进食的大脑已经进食的信息，而这时大脑才会反馈已经饱了，不再继续进食的信息。所以往往在进食 20 分钟之内，即使进食的数量已经足够，还是会感到没有吃饱而继续进食。

（3）择时进餐，重新分配一天各顿的进餐量。吃饭时间的选择有时要比人体摄入热量的减少显得更为重要。在一日三餐中，下半天进食对体重的影响要比上半天大。比如早上吃多热量的食物并不影响人的体重，而晚上则会增加体重。这是因为人体胰岛素到傍晚分泌达到高峰，容易导致脂肪大量沉积。所以，在食物的热量分配中，早餐至少应达到 35%，而晚餐不能超过一天食量的 30%，更不能在入睡前半小时进食，睡前进食是减肥的大敌。

（4）少食多餐，在保持进食总量不变的前提下，可以将原有的每日三餐改为每日四餐。

（5）避免边吃东西边看电视或听广播，这样容易在不知不觉中增加食量。可以边看电视，边做一些站立运动如扭腰、踢腿等。

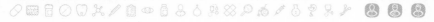

（6）正餐之外不要加餐。饥饿时进食少量低热量瓜果。晚上睡觉的时间不要超过10点，改掉熬夜加班的习惯，因为晚睡时常会有饥饿感而不得不夜间进食，容易加重肥胖。

（7）不要只在口渴时才想到喝水，体内水分的摄入减少，脂肪就会逐渐沉积，反之，脂肪的贮存就会减少。因为人体内水分不足，肝、肾功能就会受到影响，肾脏的正常生理功能不能正常发挥，就会加重肝脏负担，使脂肪代谢减慢，造成脂肪堆积，身体发胖。

（8）不要掉进以吃东西来驱除烦闷的陷阱中。对于采用节食减肥的肥胖症患者，焦虑、紧张时自我约束的防线容易崩溃，食量一发而不可收。大量进食后又因此产生负疚感，导致新的焦虑。因此要克服在疲乏、厌烦、沮丧、抑郁等情绪低下时进食的冲动，也不要养成以吃东西来缓解压力的习惯，而要代之以做些体力活动，如散步、做一些家务劳动等。"借酒浇愁""借食浇愁"都不足取，而应代之以"借运动浇愁""借锻炼浇愁"。

（9）切忌贪睡。因为睡眠时代谢率最低，能量消耗最少，胆固醇和脂肪的合成量大增，而且贪睡本身就是发胖的原因。每天睡7小时足矣。

（10）坚持每天步行30分钟至1个小时。

总之，应在日常生活的点点滴滴中，注意控制各种容易使人发胖的行为。还可以告诉家人或朋友你已决定减肥，这样会得到他们的支持和监督。

减肥过程中怎样进行心理调节

"抓住一切机会吃"是人类祖先在艰苦的求生存时代留下来的文化意识。这种多吃储备的文化现象在当今物资并不匮乏的时代，依然是存在于人们潜意识中的强烈的心理倾向。在潜意识中，人们时时不忘冲破限制以享受饱餐美食之后的满足。因而节食是人类一种理性的、勉强的和违反本意的自我限制。在一些节食减肥的人的身上，这种心理倾向就更明显了。这些人一般在节食控制体重产生一定效果后，再遇到美食佳肴时，其理性的约束就会减低，吃的食物数量反而会比以前更多。

在吃的背后，情绪因素的影响也不可忽视，许多人都经历过情绪对食欲的影响。一个人如果心情不好，食欲可能会下降。

但往往肥胖者在情绪焦虑时会食欲大增。"借酒浇愁""借食浇愁"的现象非常普遍，而且人在紧张、焦虑时进食往往失去正常的饱食反馈，结果食量要比平时大得多。

肥胖既然有心理和情绪上的原因，自然也可以运用心理疗法来治疗。减肥的心理疗法是根据条件反射理论，纠正肥胖者由异常饮食习惯所造成的过食行为的一种方法。也就是说，运用心理学知识来分析肥胖者过食行动的行为特征，采取相应的心理措施来纠正导致肥胖的行为，培养有利于减肥的饮食习惯。

（1）厌恶训练。即运用外界的因素使肥胖者对自己的肥胖产生厌恶心理，以抵制强烈的食欲诱惑，避免过食。治疗者可运用一些附加条件，比如在冰箱旁，餐桌上或其他在进食时举目可及的地方，贴上自己因体态臃肿而遭人嘲笑的照片，以抑制食欲。

（2）想象法。有人曾经做过这样的试验，就是让肥胖者在食欲旺盛的时候，想象自己因为过食而体态臃肿，行动不便，并患上高血压、心脏病、糖尿病等疾病，就会使体内消化液分泌减少，胃口大减，从而不思饮食或饮食不过量，达到节制饮食、减轻体重的目的。

（3）转移法。当肥胖者无法摆脱强烈的食欲诱惑时，或者因为心理压力而产生盲目进食的冲动时，运用心理转移法，即把他的注意力从食物上转移到另一个具有吸引力的东西或某一项活动上去，这往往有可能使人"拒食"。在这里很重要的一点是，转移法的效果取决于转移对象本身所具有的吸引力的大小。所以，应当根据自己的爱好适当加以选择，吸引力越大，兴趣转移越快，节食的效果也就越好。